腎不虛，人自好

肖相如醫師要你知道的64個護腎祕訣

推薦序

中醫所談的腎，與西醫解剖學上的腎不同，現代醫學的腎，屬泌尿系統，將身體多餘的水分和代謝產物及有害物質排出體外，也維持著身體的酸鹼平衡。

中醫所談的腎為全身多個系統功能的集合，包含生殖泌尿系統、內分泌系統、免疫系統、腦下垂體及腎上腺等，至於腎氣則是指這些系統的功能狀況。

中醫認為腎，為先天之本，既是藏精之所，也主骨生髓。人的腎氣足，則身強體健，活力充沛，倘若腎氣不足，體虛乏力，未老也會先衰。

因此中醫所談的腎的功能，主要包含（一）腎藏精、（二）腎主水、（三）腎主骨生髓及（四）腎主納氣等四個面相，因此人的外型，生理功能與活動力都與「腎」息息相關，有所不足，則指為腎虛，包含腎氣（精）不足、腎陽不足（腎陽虛）、腎陰不足（腎陰虛）、腎氣不足等。

本書作者肖相如教授以多年之臨床經驗，針對一般人常見之腎虛症狀加以解說介紹。腎虛治療時還須分辨腎陰虛及腎陽虛體質。腎陰虛證的特徵是有熱象，屬於虛熱證，治療方法是滋補腎陰、滋陰瀉火，滋補腎陰的藥物是寒性的，例如補腎陰名方「六味地黃丸」。腎陽虛證的特徵是有寒象，屬於虛寒證，治療方法是溫補腎陽，溫補腎陽的藥物是熱性的，例如溫補腎陽的龜齡集藥方。滋補腎陰與溫補腎陽正好是相反的，形同水火，兩者互相顛倒，不但無法治病，病情反而加重，不得不查。肖教授將腎陰虛、腎陽虛兩類之分辨及治法加以釐清，也進一步對腎虛之形成原因加以闡明。使人遠離腎虛隱患，也對一般人因慢性疲勞、過敏性鼻炎、頑固性失眠、腎虛型便祕等之腎虛症狀及治法加以說明。

肖教授也對男人腎虛包括，男性不育、慢性前列炎、早洩、陽痿等症狀加以解說。對縱慾導致的腎虛早衰，辨證屬於腎陰腎陽俱虛，治療需要腎陰腎陽雙補，建議使用桂附參耆地黃湯，滑精須補腎固澀，建議使用右歸丸合五子衍宗丸加減，遺精如因心腎不交，可用黃連清心飲加減，以清心火，滋腎陰，交通心腎。遺精如因陰虛火旺，則建議使用知柏地黃湯合水陸二仙湯加減，以滋陰瀉火，固澀精液。早洩的問題，以補腎為主，建議使用知柏地黃湯合四逆散加減。陽痿屬腎陽虛型，可用當歸飲加減，陽痿如腎陰虛者，建議用知柏地黃湯加減。

書中也談女人之腎虛，包含女性不孕症、月經、帶下不調及更年期症候群等，最後也對老人之腎虛包含老年癡呆、骨質疏鬆、肩痛、腰痛、視力減退等常見老年人腎虛症狀加以闡明。對以上各類腎虛症狀也都以臨床之角度，提供簡易之中藥處方給讀者參考。

閱讀全書初稿後，發現本書圖文並茂、內容豐富、印刷精美，書中對各類腎虛（敗腎）的原因、症狀及療法，以深入淺出之說明，使讀者易於了解。不但對於有此類困擾之民眾，及對這方面有興趣的初學者，有很好的參考價值，對年輕中醫師也有很大的幫助，欣聞本書即將付梓，樂於寫序推薦，與大家分享。

中國醫藥大學中國藥學暨中藥資源學系　教授
附設醫院中藥局　顧問
張永勳

前言

腎在中醫裡是個非常重要的概念，它與解剖學中的腎不是同一回事。中醫把腎稱為「先天之本」、「生命之源」。

腎虛是華人很關注的健康問題，但人們對腎虛的知識卻了解得不多，反倒擁有很多迷思。所以，對讀者來說，一本以科學為出發點的書，有必要全面告訴大家所應該知道的腎虛常識，這就是本書出版的初衷。

我們應該知道的腎虛常識究竟有哪些呢？乍看起來很龐雜，其實歸納起來也就是一本書的內容。很多人看了不少書、吃了不少藥，也用了不少方法，可就是收效甚微，主要原因便是不得要領，甚至受了誤導。

到底什麼是腎虛？腎虛有什麼危害？如何判斷是否有腎虛問題？如果腎虛了，如何判斷是哪一種類型的腎虛？不同類型的腎虛該如何調治？有哪些常見疾病與腎虛有關？如何從養腎、補腎的角度調治因腎虛引起的常見疾病？……這就是這本書要告訴大家的腎虛常識，也是大家應該知道的腎虛常識。

本書作者——肖相如教授——是著名的中醫腎病學專家，他曾是中國中醫科學院第一個腎病學博士，後來在著名的中醫學府北京中醫藥大學任教，現為博士生導師，並在多家醫院開設專家門診。多年來，肖教授帶出了很多優秀的學生，可謂桃李滿天下，他的學生已經陸續走上了醫者之路，並在各自所在的醫療、科學研究以及教學等崗位中發揮重要的作用。肖教授的醫術、醫德更是受到患者肯定，大量患者慕名求醫，有的人甚至把找肖教授治病當做醫好自身病痛的最後一線希望。肖教授是一個勤奮的人，雖然已是博士生導師，但他仍然堅持用大量的時間閱讀中醫經典及各方著作，博學廣識，力求讓自己的學識再高一些。本書雖然只有薄薄的二百多頁，卻是肖教授多年從醫、做學問的心血結晶，他高屋建瓴，把他認為一般讀者應該知道的腎虛常識彙總、歸納，並以通俗易懂的文字寫出來，不僅帶有科學性，更有實用性。

當然，本書對一般讀者來說，僅是一本從中醫角度談日常養腎、補腎的科普書，本書中提到的方法僅適合日常居家保健參考使用，如果您的腎虛問題比較嚴重，甚至引發了嚴重的病變，建議您先到醫院就診，以免耽誤治療。

編輯部

目錄

第七章　老人的腎虛

第八章　小兒的腎虛

第一章

為什麼華人這麼在意腎虛

腎氣對人體有什麼用？
過勞死的根源是什麼？
腎虛與五臟有什麼關係？
《黃帝內經》是怎麼說腎與生命過程的關係？
為什麼說人人都會有腎虛？
為什麼說腎虛不可避免，但可以延緩？

疲勞的本質是衰老，衰老的本質是腎虛

本文重點

- 腎是人體正氣的根源。
- 正氣充足，人體才有足夠的能力清除腫瘤細胞。
- 過勞死的根源是腎精的耗竭。
- 腎虛會影響到五臟。

小到感冒，大到腫瘤，甚至過勞死，都可能是腎虛的結果。

人類生存的環境中存在眾多的致病因素，氣候變化、細菌、病毒、有毒物質等，隨時都可能侵入我們的機體，導致疾病，甚至死亡。我們之所以能夠不生病，是因為人體有抵抗能力，也就是現在大家所說的「免疫功能」，中醫將這種能力稱為「正氣」，腎是人體正氣的根源。

每次氣溫突然變化的時候，總有一部分的人會感冒，感冒的人就是自身的正氣虛弱，不足以抵抗外邪。人體負責抵抗外邪的功能叫「衛氣」，衛氣分布在體表，具有保護機體、抵抗外邪、調節體溫的功能，保證人體能適應外界環境的變化。如果衛氣虛弱了，不足以保護機體，外邪就可能乘虛而入，導致疾病發生。我相信大部分的人都曾有過這樣的感受，那就是在過度勞累、過度緊張、身體狀態不好的時候就特別容易感冒，這就是人體正氣過度消耗，導致衛氣虛弱，無力保護人體安全。如果國家強盛，就有足夠的能力抵禦外來的侵略，或者說強盛的國家根本就沒有人敢侵略；如果國家落後，就沒有能力保障國防安全，總是不斷地有人來侵略，國防安全和人體安全是相同的道理。

腫瘤是威脅人類的主要殺手，人人談瘤色變。其實，每個人的體內每天都有可能產生腫瘤細胞，腫瘤細胞是人體正常細胞因為各種原因發生的變異，就是細胞由好變壞，由正常細胞變成腫瘤細胞，但是，正常的人體有足夠的能力及時清除腫瘤細胞，不會形成腫瘤；如果人體不能及時清除腫瘤細胞，腫瘤細胞不斷分裂增殖，就會形成腫瘤。人體清除腫瘤細胞的功能是免疫力的重要組成部分，屬於中醫正氣的功能，同樣是源於腎的。強盛的國家不僅有足夠的能力抵禦外來的入侵，也有足夠的能力維護社會治安，能夠及時清除壞人，或使壞人改邪歸正，或者對想危害社會的人有強大的威懾力，使他們不敢輕舉妄動；而落後的國家則沒有能力維持社會治安，甚至危及國家安全，導致國家解體。人體也是一樣，正氣足，則身強體健。

過勞死時時威脅著菁英人群，而我們經常聽說的是某某名人因為心臟驟停而死。那心臟驟停與腎有什麼關係呢？心臟的搏動需要能量，能量源自於什麼地方呢？就是腎。腎在生命過程中的重要作用是主藏，藏什麼呢？藏的就是生命的物質和能量。生命的能量來源是腎，雖然過勞死的人表現為心臟驟停，但根源卻是腎精的耗竭。人們常說「人死如燈滅」，燈滅的原因是燈油耗盡。人的心臟就像汽車的引擎，而腎就是油箱。

中醫有一個重要的理論，即「五臟所傷，窮必及腎」。五臟的虛損，最終都會影響到腎。反之亦然，腎虛也必然會影響到五臟。腎虛的後果可能小到感冒，大到腫瘤，甚至過勞死。

每個人的一生都會面臨腎虛的困擾

本文重點

- 《黃帝內經》中關於腎的記載。
- 女性的生命節律。
- 男性的生命節律。
- 人人都會有腎虛。
- 活到天年與英年早逝的差別源自腎虛的遲早。
- 腎虛不可避免，但可以延緩。

每個人在其一生中都將面臨腎虛的困擾。

每個人都會腎虛嗎？我相信大家一定很關心這個問題。

要回答這個問題，必須先弄清楚腎和生命過程的關係。在中國現存最早的醫學經典《黃帝內經》

中有一段關於腎的記載——《素問．上古天真論》：

女子七歲，腎氣盛，齒更髮長；二七而天癸至，任脈通，太衝脈盛，月事以時下，故有子；三七腎氣平均，故真牙生而長極；四七筋骨堅，髮長極，身體盛壯；五七陽明脈衰，面始焦，髮始墮；六七三陽脈衰於上，面皆焦，髮始白；七七任脈虛，太衝脈衰少，天癸竭，地道不通，故形壞而無子也。丈夫八歲，腎氣實，髮長齒更；二八腎氣盛，天癸至，精氣溢瀉，陰陽和，故能有子；三八腎氣平均，筋骨勁強，故真牙生而長極；四八筋骨隆盛，肌肉滿壯；五八腎氣衰，髮墮齒槁；六八陽氣衰竭於上，面焦，髮鬢斑白；七八肝氣衰，筋不能動，天癸竭，精少，腎臟衰，形體皆極；八八則齒髮去。

上文中的「七」和「八」指的是歲數，可以分別理解為七歲和八歲。如文中說「三八」，就是說二十四歲。按照上文的說法，女子和男子的生理變化規律大致如下——

女子：

七歲，齒更髮長；

二七，天癸至，月事以時下，故有子；

三七，真牙生而長極；

四七，筋骨堅，髮長極，身體盛壯；

五七，面始焦，髮始墮；
六七，面皆焦，髮始白；
七七，天癸竭，地道不通，形壞無子。

男子：
八歲，髮長齒更；
二八，天癸至，精氣溢瀉，有子；
三八，真牙生而長極；
四八，筋骨隆盛，肌肉滿壯；
五八，髮墮齒槁；
六八，面焦，髮鬢斑白；
七八，筋不能動，天癸竭，精少，腎臟衰，形體皆極；
八八，齒髮去。

生命過程由弱到強、由盛轉衰，都是由腎氣所決定。衰老的開始就是腎虛的開始。生、長、壯、老、死，是生命的自然過程，也是自然規律，所以人的一生中，總會衰老，而衰老就是腎虛的表現。也因此，可以認為，人人都會有腎虛。

既然腎虛是自然規律，那關注腎虛是否還有意義呢？

前些時候有一則消息說現在世界上最長壽的人是一百三十七歲，而且還特別強調，這位老壽星一百歲以後還有正常的性生活。大家看到這則消息作何感想呢？您估計您能活到多少歲？您的性功能可以保持到什麼年齡？現在來找我看病的人中，許多人三十多歲、四十多歲就不行了、沒什麼想法了。您是否覺得同樣是人，這差別怎麼就這麼大呢？大家也可能看到過另外一則消息：印度一位九十四歲的老壽星喜得貴子。我們現在看到這樣的消息是多麼地驚訝，多麼地不可思議！其實這本來不應該是什麼新聞的，因為根據《黃帝內經》的記載，「上古之人，春秋皆度百歲而動作不衰」。可見，在上古時代，上述這兩位壽星也沒有什麼新聞價值，因為所有的人都應該超過百歲，而且動作不衰。再看看我們現在的人，不是英年早逝，就是半百而衰，甚至年過二十五就衰了，差別的根源就是腎虛的遲早。

雖然腎虛不可避免，但腎虛卻可以延緩；更加重要的是，現在很多人的腎虛過早出現，也就是出現早衰，這時的補腎治療就具有了重要意義，即可以防止早衰。

第二章

辨清腎虛類型 找準補養關鍵

為什麼補腎的前提是辨清腎虛類型？

腎虛有哪些類型？

如何簡單辨別腎虛類型？

如何針對每一種腎虛類型的特點來補養身體？

補腎的前提是辨清類型

本文重點

- 都用六味地黃丸治腎虛，效果有別原因何在？
- 治療腎虛，前提是辨清腎虛類型。
- 腎陰虛應滋補腎陰，腎陽虛應溫補腎陽。

我在北京平心堂看診，有一次來了一位商務部患者，說是他的朋友介紹來的。他的朋友是因為性功能不太好，到我這裡看病，我給他開的六味地黃丸，吃了兩週，感覺好多了。他也是性功能不太好，他的朋友就要他也買六味地黃丸吃，結果不僅沒好，反而加重了，而且還怕冷、拉肚子、不想吃飯。這個病人舌質是淡的，苔是白的，本來就怕冷，這是陽虛的表現，所以吃錯藥了。他的朋友舌質是紅的、苔少，手腳心發熱，是陰虛的表現，所以就有效。

我相信大家可能聽說過，中醫治病叫「辨證論治」。中醫治療針對的是「證」，如果你說你是腎虛，要醫生給你治療，醫生只能告訴你一個治療原則，就是補腎，但是還開不出具體的方來，還必須先辨清楚你是什麼「證」，有了「證」才能開方。中醫有很多「證」，其中最主要的是寒、熱、虛、實。寒證的病人要溫，用的是熱性的藥；熱證的病人要清，用的是寒性的藥；虛證的病人要補；實證的病人要瀉。

具體落實到腎虛，不言而喻，腎虛是虛證，所以治療原則是補腎，但是，補腎要辨寒熱。腎陰虛證的特徵是有熱象，屬於虛熱證，治療方法是滋補腎陰，滋補腎陰的藥物是寒性的；腎陽虛證的特徵是有寒象，屬於虛寒證，治療方法是溫補腎陽，溫補腎陽的藥物是熱性的。「滋補腎陰」和「溫補腎陽」正好相反，形同水火，如果二者互相顛倒，後果是可想而知的。腎陰虛誤服溫補腎陽的藥，那就是火上澆油；腎陽虛誤服滋補腎陰的藥，那就是雪上加霜。我們常說腦子有問題的人是吃錯藥了，形容吃錯藥的後果很嚴重。因此希望大家不要擅自吃補腎的藥，最好找醫生給你辨證，在醫生的指導下正確補腎。

辨清腎陽虛體質，補足真元不麻煩

本文重點

- 腎陽虛人的症狀表現。
- 腎陽虛人的典型特徵——怕冷。
- 腎陽是人體陽氣的根本。
- 治療腎陽虛須用溫補腎陽的方法。
- 明朝嘉靖皇帝用龜齡集治好了不孕。
- 補陽名方龜齡集的組成、功效及使用方法。

腎陽虛體質的人，會表現出腰部和膝關節酸軟或疼痛，而且發冷，怕冷、四肢發涼，下肢尤其嚴重，面色白而沒有光澤（中醫稱為「面色晃白」）或黑而晦暗（中醫稱為「面色黧黑」），神疲乏力，精神萎靡，頭暈目眩；小便清長，夜尿增多，排尿無力，尿後餘瀝不盡，或尿少浮腫，腰以下嚴重；或者肚子脹，容易拉肚子，拉的大便稀而且有未消化的食物，有的人症狀為每天黎明時拉肚子（中醫稱為「五更瀉」）；或性慾減退，男子陽痿早洩，遺精、滑精；女子宮寒不育，帶下清稀量多。舌淡胖，苔白或白滑，脈沉遲無力，尺部尤甚。

腎陽虛的人雖然症狀很多、很複雜，但是這些症狀的共同特徵就是寒冷，所以我們可以將腎陽虛的人稱為「寒冷一族」，大家只要記住，在腎虛的同時有寒冷的徵象，那就是腎陽虛了。

陽氣就是人體的火力，陽氣是維持人體的體溫、抵抗外界寒冷的動力。腎為先天之本，腎陽是人體陽氣的根本，腎陽也稱為「元陽」、「真陽」、「命門之火」。腎陽虛就是人體的火氣不足，當然就會怕冷。人們常說「傻小子睡涼炕，全憑火氣旺」，意思是說年輕力壯的小夥子身體強壯，抗寒能力強，是因為火氣旺，其實說的就是腎陽旺盛。

要想改變腎陽虛弱的體質，就要用溫補腎陽的方法進行治療。腎虛的治療要補，陽虛就要用溫補，溫補就是補腎陽的藥是溫性、熱性的，通過溫熱性質的藥物補充人體陽氣，也就是補充人體的火力。在中藥裡面，溫補腎陽的藥物很多，最有名的應該是附子、肉桂之類。腎陽虛弱的朋友最好到醫院找醫生進行治療，這樣會比較安全。腎陽虛的症狀比較輕也比較單純的朋友，可以用溫補腎陽的中成藥調理，溫補腎陽的中成藥也有很多，下面給大家介紹一種歷史悠久、使用安全的著名中成藥——龜齡集。

明朝的嘉靖皇帝素體虛弱多病，二十九歲時臥病不起，而且不育。大家想，皇帝臥病不起，沒有人主持朝政，而且國家沒有接班人，所以滿朝文武急得不得了，告示天下，看有沒有神醫能治好皇帝的病。明代有兩位很著名的方士——邵元節、陶仲文，根據宋代道士張君房《雲笈七籤》中記載的「老君益壽散」，結合他們自己的臨床經驗，按照天上二十八宿的排列方式選取了二十八味藥物進行組方，用煉丹的方法煉製七七四十九天，製成了一種藥物獻給嘉靖皇帝。嘉靖皇帝用這種藥物治療，身體慢慢轉好，到五十歲時身體變得很強壯，還生了八個兒子、五個女兒。皇帝很高興，給這種藥賜名「龜齡集」，作為宮廷的專用藥，供皇親國戚享用。

據說著名的長壽皇帝乾隆所介紹的長壽經驗之一就是常服龜齡集。下面簡單介紹一下龜齡集。

組成：人參、鹿茸、海馬、枸杞、丁香、穿山甲、雀腦、牛膝、熟地、生地、補骨脂、菟絲子、杜仲、石燕、肉蓯蓉、甘草、天冬、淫羊藿、鎖陽、地骨皮、蜻蜓、天雄、硃砂、急性子、薑汁、大青鹽、砂仁等。

功效：強身補腦，固腎補氣，增進食慾。用於腎虧陽弱所致的記憶減退、夜夢精溢、腰酸腿軟、痰飲咳嗽、五更洩瀉、食慾不振等。

膠囊：每粒零點三克，一次二粒，每天一次，早飯前二小時淡鹽水送服。

一般中藥店都有盒裝的龜齡集成藥，可以在醫生指導下選購，並在醫生指導下或參照說明書使用。

辨清腎陰虛體質，滋陰瀉火抓要領

本文重點

- 腎陰虛人的症狀表現。
- 腎陰虛人的典型特徵——燥熱。
- 腎陰是人體水分的根源。
- 治療腎陰虛須用滋補腎陰的方法。
- 補腎陰名方六味地黃丸的組方、功效及用法。

腎陰虛體質的人，會出現腰部或膝關節酸軟疼痛，頭暈目眩、耳鳴耳聾、失眠多夢、形體消瘦；兩手心、腳心和心口發熱（中醫稱為五心煩熱），身體像潮水一樣一陣一陣地發熱（潮熱），睡著了出汗（盜汗），面紅顴赤，口乾咽燥，大便乾結，小便短少色黃；男子陽強易舉（陰莖容易勃起），遺精早洩；女子月經量少，甚至閉經，或月經淋漓不盡（崩漏）。舌體瘦、舌質紅、舌苔少甚至沒有舌苔，脈搏細而數（跳動快，一呼一吸脈搏跳動次數超過四次）。

腎陰虛體質的人，症狀很多也很複雜，但是這些表現的共同特徵就是燥熱，所以我們可以將腎陰虛的人稱為「燥熱一族」，大家只要記住，在腎虛的同時有熱的徵象，那就是腎陰虛了。

如果說陽是人體的火氣，那陰就是人體的水分。腎為先天之本，水火之宅，腎陰腎陽，也稱為元陰元陽，是陰陽的根本。陰陽是相對平衡的，並且互相制約。陰虛就是體內的水少了，水少了就表現為相對的火旺，火旺就會出現熱的徵象，這就是所謂的陰虛火旺，也就是說陰虛的人是容易上火的。如果你動不動就愛發火，總是口燥咽乾的，手心、腳心老是發熱，那就是陰虛了。

要想改變腎陰虛的體質狀態，就需要補腎陰，補腎陰就是增加人體的水分，因為腎陰虛會出現熱象，所以補腎陰的藥物藥性是寒的，中醫將補腎陰的方法稱為滋補腎陰。在中藥學中，補腎陰的藥物很多，像生地黃、玄參、女貞子、旱蓮草之類；補腎陰的中成藥也很多，大家如果要服補腎陰的藥，最好在醫生的指導下正確服用。對於不太嚴重、比較典型、也比較單純的腎陰虛證，可以服用六味地黃丸。

六味地黃丸是知名度很高的明星級補腎中成藥，出自宋代兒科名醫錢乙的《小兒藥證直訣》。是錢乙根據醫聖張仲景的金匱腎氣丸去掉肉桂、附子而成，由乾地黃、山藥、山茱萸、澤瀉、茯苓、丹皮六味藥組成，主藥是地黃，所以叫「六味地黃丸」。全方雖然只有六味藥，但是組方配伍卻是精妙絕倫，其特徵可以概括為：補腎為主，三陰並補，三補三瀉。方中用地黃補腎為主，是全方的主藥；山藥補脾，同時可以補腎、補肺；山茱萸補肝、補腎為主，肝脾腎三陰並補。除了用地黃補腎陰，還用澤瀉瀉腎濁，因為腎虛會影響腎的主水功能，產生濕濁；除了用山藥補脾，還用茯苓滲脾濕，因為脾虛不能運化水濕則會產生濕邪；除了用山茱萸補肝，還用丹皮瀉肝火，因為肝陰虛容易上火，這就是著名的三補三瀉。如果一個方中只有補藥，沒有瀉藥，這種方叫「呆補」，效果並不一定好，這就是中醫講究配伍的原因。

六味地黃丸，現在一般都是小水丸，每次服六克，早晚各一次，或者按照說明書服用。

辨清氣陰兩虛體質，益氣、養陰兩不誤

本文重點

- 氣陰兩虛人的症狀表現。
- 治療氣陰兩虛的方法。
- 生活中簡單好用、改變氣陰兩虛體質的方法。

氣陰兩虛體質是氣虛表現和陰虛表現同時存在。

陰虛的表現我們在前面講過，就是在腎虛的同時有熱的徵象，比如手心腳心發熱、心口發熱煩躁、口燥咽乾、小便短黃、大便乾燥、舌體瘦小、舌質紅、舌苔少等。

氣虛的表現如疲乏無力、少氣懶言、自汗（不睡覺的時候不活動而出汗）、小便無力或尿後餘瀝不盡、活動汗出加重、舌質淡、脈弱無力。

如果上述陰虛和氣虛的表現同時存在，那就是氣陰兩虛證。氣陰兩虛是複合證候，現在有不斷增多的趨勢，比較典型的表現就是腰痛、疲勞、手腳心熱。

要改變氣陰兩虛的體質狀態，治療需要益氣與養陰並用，常用的方劑有參耆地黃湯（人參、炙黃耆、生地黃、山藥、山茱萸、澤瀉、茯苓、丹皮）。因為氣陰兩虛是複合證，每個病人的表現都不完全一樣，有的人氣虛和陰虛比較均衡，也有的人氣虛的表現重一些，也有的人陰虛的表現多一些，這就需要根據每個病人的具體情況對方藥進行調整。氣虛和陰虛相對均衡的，益氣的藥和養陰的藥就應該也是相對平衡的；如果氣虛偏重的，益氣的藥就要多一些，養陰的藥就要少一些；反之亦然，如果陰虛偏重一些，則養陰的藥就要多一些，益氣的藥就要少一些，主要是調整藥味或者調整藥量。

如果是比較單純或者比較輕的病人，可以服用中成藥六味地黃丸，每次六克，每天二次，或者按照說明書服用。同時服西洋參，每天六克，泡水喝，或者直接嚼服。

辨清陰陽兩虛體質，滋陰與壯陽雙管齊下

本文重點

- 腎陰陽兩虛的症狀表現。
- 陰陽雙補名方金匱腎氣湯的組方、功效及用法。
- 如何根據陰虛與陽虛偏重的情況靈活選擇補養方法。

陰陽兩虛體質就是腎陰虛與腎陽虛的表現同時存在。

腎陰的表現就是在腎虛的同時有手腳心發熱等熱的徵象；腎陽虛的表現就是腎虛的同時有怕冷、手腳發涼等寒冷的徵象。這些我們在前面已經講過。在我的另一本著作《養生腎為本》中，還有我在北京衛視《養生堂》做的節目中，我都講過陰虛和陽虛的表現和判斷方法。因為陰虛和陽虛是完全相反、形同水火的，大家都以為這是不可能在一個人的身上同時出現的，其實很多人就是陰虛和陽虛同時存在的，這些同時有陰虛和陽虛表現的朋友就搞不懂了，他們不知道自己究竟是陰虛，還是陽虛，

所以他們就來找我，也是因為這個原因，所以在這裡加上了陰陽兩虛體質這一類型。如果你既有陰虛的表現，又有陽虛的表現，那你就屬於陰陽兩虛體質。至於腎陰虛和腎陽虛的表現是什麼，大家可以查看本書前面幾篇文章。

對於陰陽兩虛的治療，就是陰陽雙補，也就是補陰的藥和補陽的藥同時用。陰陽兩虛也是複合證候，有的人陰虛和陽虛相對均衡，方中補陰和補陽的藥也要相對均等；陽虛偏重的，方中補陽的藥要多一些，或者量大一些；陰虛偏重的，方中補陰的藥要多些，或者量大一些。陰陽兩補可以用金匱腎氣湯（肉桂、附子、熟地黃、山藥、山茱萸、澤瀉、茯苓、丹皮）合二仙湯（仙茅、仙靈脾）。金匱腎氣湯也叫「桂附地黃湯」。如果陰虛和陽虛相對均衡的，可以早上服中成藥龜齡集，晚上服中成藥六味地黃丸。陰虛偏重的，可以用中成藥金匱腎氣丸，即金匱腎氣湯的成藥，每次六克，每天二次。陽虛偏重的，可以用中成藥參茸固本片，每次五片，每天三次。

辨清腎氣不固體質，補腎固澀防流失

本文重點

- 腎氣不固的症狀表現。
- 腎氣不固的典型特徵——體內各種物質呈流失狀態。
- 治療腎氣不固須用補腎固澀的方法。
- 補腎固澀名方五子衍宗丸、金鎖固精丸的組方、功效及用法。

腎氣不固體質表現有：腰部和膝關節酸軟或疼痛，耳鳴耳聾，神疲乏力，面色晃白；小便次數多而且量多色清，尿後總有尿不盡的感覺，經常會弄濕內褲，或憋不住尿，經常尿褲子，或夜晚小便次數多；男子會出現遺精、滑精、早洩，白濁（小便呈白色混濁狀）；女子會出現白帶清稀量多，或者胎動，滑胎；舌質淡苔白，脈沉弱。

腎氣不固的臨床表現雖然很多很複雜，但是有一個很突出的特徵，就是固攝的能力減弱，體內的各種物質呈現流失狀態。所以大家只要記住，在腎虛的同時，有各種物質流失的表現，就是腎氣不固了。

腎在五臟之中是主藏的，腎主藏，就是將體內的物質固攝住，貯藏起來，不讓其流失。如果腎虛，腎的藏的功能減弱，使體內的物質呈現流失狀態，中醫將其稱為「腎氣不固」。

要想改變腎氣不固的體質狀態，治療要用補腎固澀的方法，就是一方面要用補腎的藥，一方面要用具有收澀、固攝作用的藥。如果以小便不能固攝為主的，如憋不住尿，尿褲子等，可以用五子衍宗丸，其藥物組成有枸杞子、菟絲子、覆盆子、五味子、車前子，因為五種藥物的名字都帶有「子」，所以叫「五子衍宗丸」，也有相應的同名中成藥；如果是以精液不能固攝為主的，可以用金鎖固精丸，藥物組成有沙苑蒺藜、芡實、蓮鬚、龍骨（酥炙）、牡蠣（鍛），也有相應的同名中成藥；如果是婦女白帶清稀量多的，可以用內補丸，藥物組成有鹿茸、菟絲子、潼蒺藜、黃耆、肉桂、桑螵蛸、肉蓯蓉、制附子、白蒺藜、紫菀茸，中成藥可以用巴戟口服液，每次一支（十毫升），每天三次；如果是孕婦表現為胎動不安，或滑胎的，可以用壽胎丸，藥物組成有菟絲子、桑寄生、續斷、阿膠，也可以選用中成藥保胎靈，本藥為糖衣片，每次五片，每天三次。

辨清腎精不足體質，填精補精助生殖

本文重點

- 腎精不足的症狀表現。
- 腎氣不固的典型特徵——發育遲緩、提前衰老。
- 腎精是促進生長發育和維持生命過程的物質基礎。
- 腎精不足有先天因素，也有後天因素。
- 治療腎精不足須用填補腎精的方法。
- 治療腎精不足需要長期服藥，耐心調養。
- 河車補丸、參茸丸、固本延齡丸、茸血補腦液的組方、功效及用法。

腎精不足體質的表現有：小兒發育遲緩，囟門遲閉，身材矮小，智力低下，動作遲笨，骨骼痿軟；

成人早衰，腰膝酸軟，足痿無力，眩暈健忘，耳鳴耳聾，牙齒鬆動脫落，頭髮早白或早脫，性功能減退；男子陽痿早洩，遺精滑精，精少不育；女子經少經閉，不孕，舌體瘦小，脈細無力。

腎精不足的表現雖然很複雜，但是其最突出的特徵是生長發育的過程障礙，小兒表現為生長發育遲緩，成人表現為提前衰老。

腎為先天之本，主藏精，主生長發育，主宰整個生命過程。腎中所藏的精稱為「腎精」，腎精是促進生長發育和維持生命過程的物質基礎，小兒的腎精不足就會影響生長發育進程，成人的腎精不足就導致過早衰老。

小兒的腎精不足大多是先天的，即父母給孩子的基礎不好，凡是想要孩子的人，都要保持好身體的狀態，給孩子一個強壯的腎。成人的有來源於先天的，也有後天的因素，比如營養不良，過度勞累，大病久病傷腎，縱慾過度傷腎，致腎精不足，導致早衰和生殖功能下降。應針對上述因素，預防腎精不足的發生。

要想改變腎精不足的體質狀態，治療必須填補腎精，填補腎精的藥物以動物類的藥物為主，如龜板、鱉甲、紫河車、冬蟲夏草、鹿茸、鹿角膠等，中醫將這類藥物稱為血肉有情之品。

因為腎精不足不是急性的問題，需要長期服藥，所以常用中成藥進行調理，比較常用的中成藥有河車補丸、參茸丸、固本延齡丸、茸血補腦液等。

河車補丸：由紫河車、熟地黃、生牡蠣、淮牛膝（去頭）、天冬、麥冬、續斷、黃柏、五味子（醋炙）、人參（去蘆）、陳皮、乾薑組成。成藥的劑型是大蜜丸，每丸九克，每次一丸，每天三次，空腹時溫開水送服。

參茸丸：由人參（去蘆）、鹿茸（去毛）、熟地黃、山藥、茯苓、百合、黨參、紅棗、芡實、蓮肉、枸杞子、龍眼肉、續斷組成。劑型為小水丸，每次三克，每天二次，空腹時溫開水送服。

固本延齡丸：由巴戟天、柏子仁、丹參、地骨皮、生地黃、杜仲、茯苓、覆盆子、狗鞭、枸杞子、花椒、鹿角膠、麥冬、木香、牛膝、人參、肉蓯蓉、山藥、山茱萸、石菖蒲、熟地黃、天冬、菟絲子、五味子、魚鰾、遠志、澤瀉、珍珠組成。劑型為大蜜丸，每丸重九克，每次一丸，每天一次，早晨空腹淡鹽水送服。

茸血補腦液：由蜂蜜、枸杞子液、紅參液、濃茸血液組成。劑型為口服液，每次十毫升，每天二次。

第三章

知道腎虛根源
遠離腎虛隱患

先天不足為什麼容易導致腎虛？
避免先天不足，生育前父母該怎麼做？
後天之本（脾胃）與先天之本（腎）之間有什麼關係？
如何從養脾胃的角度養腎？
縱慾為什麼對腎的傷害那麼大？
日常避免腎虛的方法有哪些？

先天不足是導致腎虛的重要原因

本文重點

- 張氏夫婦和他們五歲兒子的故事。
- 構成新生命的物質和能量由父母遺傳而來。
- 預防先天不足，在生育前父母應怎麼做？

張先生夫婦非要請我吃飯不可，否則不足以表示他們的謝意。原因是他們有個五歲的兒子，生下來體重就輕，在保溫箱裡面待了很長的時間才終於活下來了，可是這孩子長得也慢，說話也晚，智力也比同齡的孩子差，把這對夫婦愁壞了，帶著孩子到處求醫，聽病友說這孩子可能是先天的腎不好，讓他們來找我，經過補腎治療，基本上好了，和同齡的孩子已經沒有明顯的差異了。

張先生夫婦結婚較晚，結婚的時候正是事業起步的階段，沒想過一結婚就生孩子，所以也沒有準備，工作也辛苦，生活也沒規律，經常陪客人吃飯、喝酒、抽菸，沒想到一結婚就懷上孩子了，本來也知道可能會影響孩子，但是因為年齡比較大，有了孩子就捨不得不要，就將孩子生下來了，果真這孩子就先天不足。

先天不足是導致腎虛的重要原因。腎為先天之本，構成新生命的物質和能量就是從父母那裡繼承而來，藏於腎中。如果父母的身體不好，腎氣虛弱，遺傳給孩子的物質和能量不夠，使孩子的腎也虛弱。凡是在體弱多病時懷孕，或菸酒過度時懷孕，或過度勞累、緊張焦慮時懷孕，或服藥期間懷孕，或年齡過大過小時懷孕等，都容易引起孩子的腎虛。

預防先天因素導致的腎虛，要從父母做起。準備做父母的人，不僅要做物質、經濟上的準備，更重要的是做身體上的準備，只有父母的腎氣旺盛，下一代的腎氣才會旺盛。

從年齡上看，最佳的懷孕時期是女性二十一～二十八歲，男性二十四～三十二歲，這是一生中，腎氣最充盛的年齡。

在準備懷孕之前，保持正常的生活規律，按時作息，保持心情愉快，適當運動，保持良好的身體狀態。

要戒菸酒，菸酒會直接損害性功能和生殖功能，導致不孕或影響下一代的健康；避免接觸有毒物質如農藥、化學藥劑等，這些因素可能導致新生兒疾病；儘量少在電腦前工作，以避免輻射，現在的研究已經證實，輻射會影響生殖功能或導致早產、流產及新生兒畸形；不要穿緊身褲，緊身褲會影響外生殖器官的血液循環，導致泌尿生殖系統的炎症，這些問題可能影響生育功能，或影響下一代的健康；不要泡溫泉，外生殖器官的溫度過高會影響精子生成；不要吃養殖的淡水魚，有些飼料中含有荷爾蒙，會影響生育功能或下一代健康；不要吃芹菜，泰國的醫生研究發現，芹菜會降低男性的精子活力，準備當父親的男子，最好別吃芹菜。

身體得不到足夠的補養，就容易腎虛

本文重點

- 後天之本（脾胃）與先天之本（腎）之間的關係。
- 不想腎虛，在後天的飲食上應該注意什麼？
- 過餓易引起脾胃虛弱，過飽會損傷脾胃功能。
- 不按時吃飯是損傷脾胃的重要原因。
- 飲食過涼會大量損耗脾胃陽氣。
- 飲食過熱易引發胃癌、食道癌、口腔癌。

腎為先天之本，脾為後天之本。人出生以後的生長發育需要營養，營養要經過脾胃的消化吸收，出生以後的生長發育與脾胃的關係最密切，脾胃強壯，身體能夠得到足夠的營養，身體自然就健康；脾胃虛弱，身體得不到足夠的營養，身體自然就虛弱。先天和後天是互相滋生、互相促進的，先天之本腎強壯，從父母那裡繼承來的生命物質和能量充足，生命力就旺盛，脾胃從腎得到的營養和能量也充足，消化吸收功能強，從飲食中得到的營養物質充足，又可以對先天之本（腎）進行不斷的補充，腎也就會越來越強壯。如果脾胃虛弱，不能攝取足夠的食物，對攝取的食物不能充分消化吸收，先天之本（腎）得不到及時補充，就會導致腎虛。

所以，如果你不想腎虛，在後天的飲食上就要注意這麼幾點：

一、保養好脾胃，讓脾胃功能正常，這樣吃進身體的食物才能得到正常的吸收利用，身體的先天之本（腎）才能得到正常的補養。

二、均衡飲食，不挑食，不偏食，保證有正常的營養物質供應。均衡飲食大家都懂，就不多說了。下面主要說說脾胃的保健，如何才能避免脾胃虛弱。

能導致脾胃虛弱的原因主要是飲食。過飢過飽、沒有規律、過涼過熱，都可能傷脾胃。過飢，脾胃本身得不到充足的營養，自身的功能也會變弱，容易出現各種胃病，長期飢餓的人都會出現消化不良、胃炎、潰瘍、胃痛、腹瀉、嘔吐等。因為過於飢餓導致的脾胃虛弱並不少見，以前是因為食物短缺，很多人吃不上飯，胃病多，身體虛弱的人也多。金元時期，社會動盪，人們普遍因為飢餓而虛弱或生病，有一位很有名的中醫叫李東垣，他專門研究脾胃虛弱，成為補脾派的鼻祖。現在我們的食物應該很豐富，但是否就沒有飢餓的人了呢？其實還真不是，在時尚界，如時裝模特兒、演員，身體飢餓的現象還是很普遍，普通人群中也有不少愛美的女生，常有因為過度飢餓而生病、衰弱、甚至死亡。

過飽，超過脾胃的消化吸收能力，也會損傷脾胃的功能，導致脾胃虛弱。暴飲暴食是導致胃病、脾胃虛弱的主要原因。除此之外，暴飲暴食還會導致營養過剩，引起肥胖、高血壓、高血脂、高血糖，增加心臟病、中風、癌症、腎衰等嚴重疾病的風險。

飲食沒有規律，不按時吃飯，也是損傷脾胃的重要原因。大家都知道，計程車司機罹患胃病的特別多，就是因為不能按時吃飯。這一類人其實有很多，無論從政、做生意，甚至包括一些所謂做學問的，也要應酬陪人吃飯，不能吃的時候仍必須吃，想吃該吃的時候卻吃不了。

飲食過涼也是導致脾胃虛弱的重要原因。現在貪涼的人比較多，夏天吃冰淇淋、喝冰鎮啤酒，冬天也如此。胃消化食物是靠胃中的陽氣，也就是熱量，沒有陽氣、沒有熱量，胃就消化不了食物，吃太多冰鎮食物，會大量地消耗胃中的陽氣，胃就沒有了消化能力，胃病也就在所難免了。

飲食過熱也會導致脾胃虛弱。現在的研究已經證實，長期吃過熱的食物，口腔癌、食道癌、胃癌的發病率都會增加。

縱慾是導致腎虛的最主要人為因素

本文重點

- 縱慾是導致腎虛的最主要行為。
- 縱慾對男性有害，對女性也有害。
- 長壽「藥王」孫思邈所給的性生活頻率建議。

人為的腎虛是指由於不良的行為和習慣導致的腎虛。在導致腎虛的行為當中，最主要的是縱慾。

縱慾的危害是人所共知的。歷代的皇帝應該是生活條件最好的，但是大多數的皇帝都短命，重要的原因就是皇帝的女人太多，一般的皇帝都是三宮六院七十二嬪妃，縱慾無度，導致腎精耗竭。

我有位學生，大四的時候我給他們上課，他來找我。他高中的時候就和女朋友在外面租房同居，不注意節制，上大學後又和新的女朋友在外面租房同居，到大四的時候，性功能完全不行了，勃起很困難，頭髮也開始白了，腰痛，疲勞，要我給他治療。治療的前提是節慾，然後補腎。

縱慾也不僅僅對男性有損害，對女性也是同樣的。前年有位二十歲的女孩從加拿大回來找我看病，主要症狀是腰痛，月經量少而且不規律，疲勞，性厭惡，記憶力減退，掉頭髮，怕冷，面色蒼白無華，一派腎虛早衰的表現。她十五歲被家長送到加拿大去留學，因為年齡小，自我約束能力差，不好好上學，就和同學談戀愛，十七歲就同居，換了好幾個男朋友，經常縱慾，到十九歲的時候，不僅學習沒法跟上，而且身體垮了，不得不回來治病。

歷代著名的醫家和養生家，都十分強調節慾。縱慾是導致腎虛、早衰、甚至早逝的重要原因。唐代有位著名的長壽醫生孫思邈，他認為二十歲四天一次，三十歲八天一次，四十歲十六天一次，五十歲者，二十天一次，六十歲如果身體強壯的可以三十天一次。現在的研究認為，青壯年每週二次性生活比較合適。國外有人研究了六百二十八名二十～九十五歲男性的性生活規律，發現三十五歲以上性交頻次的遞減率為三十～三十四歲每週二點二次，減少至六十～六十四歲每週零點七次，認為這可以代表中老年的性生活頻率。

養腎補腎，要對人工環境「敬而遠之」

本文重點

- 長期生活在舒適的人工環境中會損傷腎氣。
- 人體的陽氣運動規律和自然界的陽氣運動規律同步。
- 人體的抵抗能力也要得到充分的鍛鍊，才能不斷加強。
- 腎主骨，參加戶外運動有助於避免骨質疏鬆。

我們人類現在已經遠離了自然環境，生活在舒適的人工環境之中，夏天不熱，冬天不冷，風不吹，雨不淋，日不晒，夜不露，我們完全擺脫了自然的束縛，過上了自由自在的生活。但是，對於健康而言，這些並不都是福音，西醫學之父古希臘名醫希波克拉底說「陽光、空氣、水和運動，是生命和健康的源泉」，而這些都是自然的東西。物種基因研究表明，人類和黑猩猩的基因有百分之九十八點七是相同的，也就是說人類的基因絕大部分是和動物相同的，而動物的本性就是親自然的。如果將動物進行人工餵養，就只能作為觀賞和食用，而失去了野外生存的能力。

長期生活在人工環境下的人抵抗能力特別低下，很容易感冒。正常的人體之所以可以在氣候變化的時候不病，是因為人體有抵抗能力，現在西醫稱為「免疫功能」，中醫稱為正氣，負責保護肌表，抵抗外邪的功能叫「衛氣」，而衛氣的根源是腎氣，所以，容易感冒反應的是衛氣虛弱，衛氣虛弱的根源是腎氣虛弱。可見長期生活在人工環境下會損傷腎氣。

大家可能會覺得奇怪，人工環境四季如春，多麼舒適呀！怎麼在舒適的環境下還會傷腎呢？

第一層意思是，人體的陽氣運動規律和自然界的陽氣運動規律是同步的。春天的溫暖有利於陽氣的生，夏天的炎熱有利於陽氣的長，秋天的涼爽有利於陽氣的收，冬天的寒冷有利於陽氣的藏。如果四季都是春天，陽氣就只有生，沒有長、收、藏，整個生命過程沒有完成，大家想一想，只有春天，莊稼能有收成嗎？在我們家鄉有一句俗話叫「不冷不熱，五穀不得」。對人體而言，沒有夏天的炎熱，陽氣的功能不能充分地發揮；沒有寒冷的冬天，陽氣藏得不夠嚴實，陽氣藏的目的就是要使陽氣不外洩，得到補充。陽氣藏哪裡呢？藏在腎，因為腎是主藏的，陽氣沒有藏住，不僅沒有得到補充，反而外洩，當然就會虛弱。顯然，四季如春的人工環境並不利於人體的健康。

第二層意思是，人體的抵抗能力也要得到充分的鍛鍊，才能不斷加強。這就是所謂的「用進廢退」。人體的功能和器官，如果不用就萎縮，這是生物學原理。大多數人習慣用右手，所以大多數人的右手要比左手有力，靈活。比如說，在和平環境下，長期不打仗，部隊的戰鬥力就減退，一旦遇到戰爭就容易打敗仗。長期生活在四季如春的人工環境下，人體的衛氣得不到鍛鍊，所以就會變得虛弱，而衛氣的虛弱，其實是腎氣虛弱的表現。

現在很多人，特別是愛美的女生，不願到戶外運動，不願晒太陽怕晒黑。這些人比較容易缺鈣，比較容易骨質疏鬆，因為進行戶外運動以及接受適量的日光照射，有利於鈣的吸收。缺鈣和骨質疏鬆是腎的問題，因為腎主骨。

冬天要保暖，去寒就溫才能把陽氣「養壯」

本文重點

- 《黃帝內經》關於冬季養生的敘述。
- 冬天為什麼要養藏。
- 冬天去寒就溫才不至於傷腎。

每到冬天我們總是能看到這樣的風景，那就是有些小女生穿著性感暴露，領口開得很低，露著肚臍和小蠻腰，下面是超短裙。我們將她們稱為「楚楚凍人」。姜昆在他的相聲中說這是大姑娘省衣服，小夥子費眼睛。其實更嚴重的是會傷腎。

《黃帝內經·四氣調神大論》說：「冬三月，此謂閉藏，水冰地坼，無擾乎陽，早臥晚起，必待日光，使志若伏若匿，若有私意，若已有得，去寒就溫，無洩皮膚，使氣亟奪，此冬氣之應，養藏之道也。逆之則傷腎，春為痿厥，奉生者少。」

冬天，陽氣由秋天的收斂轉入潛藏，因為陽氣深藏，地表失去了陽氣溫暖而變得寒冷。鑽井取水的地方的人都知道，井水冬天是溫暖的，而夏天是冰涼的，這就是陽氣深藏和出於地表所致。冬季的自然景像是北風呼嘯，冰天雪地，寒冷冰冽，植物的地上部分枯萎，生命和能量都向下藏伏於地下根部；動物也不活動了，開始冬眠，蟄伏於地下的洞穴之中。冬天是陽氣的潛降藏伏運動，控制並主導著萬物的生命活動，冬季是生命閉藏的季節，人類應順應冬三月陽氣閉藏的運動規律，即原文所謂「冬氣之應，養藏之道也」。

冬三月陽氣閉藏的目的是為了使陽氣得到蓄積補充，即蓄養陽氣，到春季的時候有充足的陽氣供給生命的生發。如果你將樹根刨起來，暴露在地面，陽氣就會散失，生命就會消亡，到來年的春天這棵樹就不能發芽生長。

《黃帝內經》強調冬三月養藏方法是「去寒就溫」。冬三月養藏之道的目的是為了使陽氣得到蓄積補充，使陽氣閉藏地得越嚴密越好。房屋要關得嚴實，睡覺要多蓋被子，出門要多穿衣服，甚至戴上帽子，口罩，手套等，這樣做就可以去寒就溫，就可以達到藏的目的。

冬季不要劇烈運動，出汗會使陽氣外洩

本文重點

- 為什麼說冬天做劇烈運動是養生的錯誤認知。
- 為什麼說冬天劇烈運動會傷腎。

現在崇尚運動健身的人越來越多，這是值得欣慰的好事，說明大家的健康意識在提高。但是，運動存在著錯誤認知，就是冬天也做劇烈運動，甚至大汗淋漓。

《黃帝內經．四氣調神大論》中關於冬三月養生的核心是藏，藏的措施之一是「無洩皮膚，使氣亟奪」。無洩皮膚就是不要使皮膚開洩出汗，因為出汗可使陽氣外洩，陽氣就不能藏了。所以，冬三月儘量不要劇烈運動，不要出汗。

治療的時候也要儘量少用發汗的藥，少用汗法。冬天做劇烈的運動，導致大汗淋漓，就違背了冬三月養藏的宗旨，就會傷腎。

雖然現在有人強調生命在於運動，但是不同季節運動的方式是不一樣的，按照《內經》的要求，冬三月要以靜為主，以藏為主。

夏天別貪涼，陽氣過度消耗會傷腎

本文重點

- 人體的陽氣因為冰凍食物而大量消耗，最終會損傷腎陽。
- 夏天吃薑可溫補體內腎陽。

夏天酷暑難當，人們總是嚮往清涼。因此冰水、冰淇淋、冰棒之類大受歡迎，但是，貪涼過度則會傷腎。

自然界氣候的變化是由於陽氣的變化所引起。夏天陽氣是向外向上的，因為陽氣到了地表，地下的陽氣當然就少了，所以地面溫度增高，地下溫度相應降低，人們感覺到了地表的炎熱，地下的井水卻是涼的。冬天陽氣是向內向下的，因為陽氣到了地下，地表的陽氣自然就少了，所以地表溫度降低而地下溫度升高，人們感覺到了地表的寒冷，地下的井水卻是熱的。

人體陽氣的變化和自然界是同步的。夏天人體的陽氣也是向外向上的，因為陽氣都到了體表，體內的陽氣當然就少了，人們感覺到身體是熱的，但體內卻因為陽氣減少而呈現寒冷的狀態，這時如果因為體表的炎熱而進食大量的冰凍食物，就會使體內呈現雪上加霜的局面，人體的陽氣因為冰凍食物而大量消耗，腎陽是人體陽氣的根本，陽氣消耗過度，最終損傷的是腎陽。

民間流行說「冬吃蘿蔔夏吃薑，不用醫生開藥方」，講的就是這個道理。蘿蔔是涼性的，冬天吃蘿蔔就是因冬天外表寒體內熱，吃蘿蔔可以清內熱；薑是熱性的，夏天吃薑是因為外表熱而體內寒，吃薑可以溫補體內的陽氣。

晚上睡得太少，早衰、多病就會找上門來

本文重點

- 為什麼說許多疾病是違背晝夜交替規律產生的？
- 為什麼說白天工作、晚上作息是最節能的生活方式？

由於太陽和地球的視運動，自然界呈現白天和黑夜的交替。隨著太陽超過地平線，地球上有了光線、有了陽光、有了溫暖、有了生機，所有的生命都從睡眠狀態轉入清醒狀態，從靜止狀態轉入活動狀態，動物開始覓食，人類開始勞動，可以用熱火朝天和生機盎然來形容白天。白天自然為人類提供了勞動的基本條件，即光線和太陽，在勞動的過程中人類的身體得到了運動和鍛鍊，白天是一個能量釋放的過程，通過能量釋放的勞動，人類獲得勞動成果，創造生活條件。隨著太陽落入地平線，地球上光線變暗，地表的溫度下降，整個環境變得安靜，所有的生命都從清醒狀態轉入睡眠狀態，從活動狀態轉入靜止狀態，動物和人類都要通過睡眠而得到休息，人們常用夜深人靜來形容黑夜。黑夜自然

為人類提供了適合休息的環境，沒有光照的刺激，沒有聲音的干擾，通過睡眠補充白天勞動過程中消耗的能量，消除白天勞動過程中產生的疲勞，為下一個白天的勞動創造條件。

就人體興奮和抑制的過程來看，二者互相依賴，互相影響，互為因果。白天的興奮必須達到一定的程度，夜晚才能轉入抑制，才能有正常的睡眠；夜晚必須有一定程度的抑制，有高質量的睡眠，白天才能有正常的精神，才能有旺盛的精力從事勞動生產。白天的精神不夠，運動不夠，晚上也就達不到正常的抑制，就會發生睡眠障礙；晚上抑制不夠，睡眠障礙，白天就沒有足夠的精力從事勞動生產。現在的許多疾病就是違背了這個晝夜交替的規律而引起。

白天和黑夜的交替是宇宙的力量形成的，是陰陽的規律，是自然的規律，此即是道，是不可能改變的，也是不能夠改變的。如果改變的話，生命將失去存在的條件，那當然就不用說什麼健康和長壽的事了。

中醫認為人的睡眠和覺醒與陰陽的運動相關。陽入於陰則睡，陽出於陰則醒。而人體陰陽的運動是與自然界的陰陽運動相協調的，白天自然界的陽氣旺盛，陽氣的運動是向上、向外的，人的陽氣也隨之向上、向外，即所謂的「陽出於陰」，人即處於醒覺狀態，以利於工作、學習；黑夜則自然陰氣盛，陽氣的運動是向下、向內的，人體的陽氣也隨之向下、向內，即所謂「陽入於陰」，人即處於睡眠狀態，以利於恢復體能。所以白天勞動，晚上休息，是順應自然的生活方式，是順水推舟式的生活方式，是最節能的生活方式。如果你非要白天睡覺，黑夜工作不可，那你的身體就必須付出額外的能量（消耗人體的精氣）來抵抗自然界的影響，並且要破壞人體已經形成的調節機制。所以白天睡覺，晚上勞動，是違背自然規律的生活方式，是逆水行舟式的生活方式，是最耗能的生活方式。其結果就是人體的精氣耗傷和調節機能紊亂，導致疾病的產生，或早衰、早逝。

現在的研究認為，哺乳動物的睡眠與松果體分泌的褪黑激素有關，而褪黑激素的分泌受晝夜的光照調節，白天的光照使褪黑激素的分泌減少，黑夜的黑暗使褪黑激素的分泌增多，所以黑夜才是睡覺的時候。白天即使你睡覺也達不到真正的效果，現在的人夜生活太豐富，晚上睡覺太少是許多疾病產生的原因，是導致早衰、早逝的重要原因。曾經有醫生報導說，經常開燈睡覺的人，免疫功能會下降，松果體老化得快，而且這樣的人得癌症的幾率特別高。可見，經常晚上不睡覺、白天睡覺的人後果有多嚴重。

我們也可以設想，如果只有白天，沒有黑夜，或者只有黑夜，沒有白天，那將是什麼狀況？那都是不可想像的事情。這不是「道」，又是什麼呢？人們常說「顛倒是非，混淆黑白」，意思是說，如果將白天和黑夜混淆了，就是將是非顛倒了，就是將正確的與錯誤的顛倒了，那還了得嗎？

如徹夜唱卡拉ＯＫ、打麻將、夜不歸宿等生活無規律，都會加重體質酸化。體質酸化是導致炎症、腫瘤、疲勞、骨質疏鬆等諸多疾病的原因，這些疾病都與腎虛有密切關係，日出不作，日入不息最終會傷腎。

心不靜、體不動的人易腎虛

本文重點

- 心理壓力大會對健康造成哪些傷害？
- 運動少會對健康造成哪些傷害？

人類有五千年的文明史，這五千年主要是什麼文明呢？主要是農耕文明，工業文明不過幾百年，信息文明不過幾十年。農耕勞動是體力勞動，在勞動的過程中使體魄得到鍛鍊，身體健壯，思想純樸。隨著城市化、信息化的進程，人類脫離了體力勞動，變成了腦力勞動，腦力勞動使人類失去了體力勞動的需求和動力，使身體變得虛弱，思想變得複雜。人類從心靜體動變成了心動體靜。

現代社會的普遍問題是心理壓力越來越大，心理壓力大會使人體的內環境從弱鹼性變成酸性，酸性體質是眾多疾病的形成原因或加重原因，比如酸性體質會導致骨鈣流失、骨質疏鬆，容易導致各種骨病。

適當的運動可以使肌肉收縮、直接作用於骨骼的牽拉，會有助於增加骨密度。因此，運動過少容易造成骨質疏鬆，適當的運動有利於鈣的吸收，對預防骨質疏鬆亦有益。骨質疏鬆和骨病反應的是什麼問題呢？是腎的問題，因為腎主骨生骨髓通於腦。因此，心不靜體不動是會傷腎的。

減肥不當易腎虛

本文重點

減肥不當為什麼會導致腎虛？

腎虛會導致過早衰老，與美麗的初衷背道而馳。

曾經治療一位二十九歲的女性患者，主要的症狀是完全沒有性慾，陰道乾澀，害怕過性生活，腰痛，尿頻，甚至因為尿頻而不敢開車外出，月經量少，食慾不振，全身怕冷，手腳冰涼，面色晦暗無華。患者告訴我，原來身體很正常，因為要減肥，所以吃飯不正常，導致身體越來越虛弱，不得不來看病。

這是一個典型的後天脾胃不足導致先天腎虛的例子。腎為先天之本，主藏精，主性與生殖、生長發育。但是，腎中所藏的先天之精要不斷得到後天脾胃所消化吸收的水穀精微的補充，才能維持腎的正常功能。如果飲食不節，過飢過飽，損害脾胃，使脾胃不能正常地消化吸收水穀精微，人體得不到正常的營養，先天之精得不到正常的補充，就會損害腎的正常功能。腎虛，腎主性與生殖的功能失常，就會出現性功能減退，性慾低下；腎陰虛損，津液虧虛，陰道失養，就會出現陰道乾澀；腎陽虛弱，不能溫煦機體，就會出現全身怕冷，手腳冰涼；腎虛不能主水，司二便的功能失調，就會出現尿頻。

這位患者經過補腎為主的治療已經大抵恢復了健康，但這種不當減肥的做法應該引起注意。在女性當中，不當減肥的現象很常見，不當減肥會嚴重損害身體，甚至有因為減肥而導致厭食，最終導致死亡者。同時，女性朋友應該知道的是，女人也必須保持正常的體重和適當的皮下脂肪，否則就不能維持身體健康和正常曲線。從中醫的角度來看，過度減肥主要是過度飢餓（飲食不節）會損傷脾胃，脾虛會導致腎虛，腎虛就會導致過早衰老，這也與減肥愛美的初衷背道而馳。

長期穿緊身褲易傷腎，男女都應提防

本文重點

- 長期穿緊身褲易造成泌尿生殖系統感染。
- 腎盂腎炎是導致女性腎衰的主要原因。

長期穿緊身褲對健康影響很大。

首先是影響血液循環。緊身褲容易導致外生殖器官血液循環障礙，影響生殖器官的功能，特別是男性，可能因為睪丸的血液循環不暢而影響生育或性功能。

其次是容易造成泌尿生殖系統感染。人體本身有很多共生菌，當然其中有很多也是足以致病的，如大腸桿菌、黴菌、厭氧菌等組成的菌群，在正常環境下各種細菌之間互相制約，維持平衡。如果因為某些原因導致某些菌群大量繁殖，就可能引起感染。人體會出汗，女性陰道也會有分泌物，緊身褲使局部形成一種封閉、潮濕的環境，有的細菌就適合在這種環境中繁殖，一種細菌的過度繁殖容易引起泌尿、生殖系統的感染，像女性的尿道炎、陰道炎、子宮頸炎、盆腔炎等。生殖道的炎症是導致不孕的常見原因，尿道的感染如果沿著尿路向上蔓延，會引起腎盂腎炎，腎盂腎炎是導致女性腎衰的主要原因。

因為腎主性與生殖、主前後二陰，這些疾病損傷的是腎，最終會導致腎虛。

鹹味吃得不夠或過多都易導致腎虛

本文重點

- 鹹味入腎，鹹味攝入不夠會導致腎虛。
- 吃的鹹味過多會導致腎虛，原因何在？

《黃帝內經》中說：「鹹入腎。」鹹味的食物或藥物會有補腎的功能，那鹹味怎麼又會傷腎了呢？

在這裡給大家介紹一個基本的原則，就是適度。凡事都必須有一個合適的度，有度就是正常，超越了這個合適的度就是異常。吃飯很重要吧，但是您必須吃得適度，太多太少都不行。對人體來說，失度就是致病原因，這種原因就是太過和不及。

五味之中，鹹是入腎的。腎需要鹹味滋養，鹹味可補充腎氣、調動腎氣，所以凡是鹹味的食物和藥物都具有補腎的作用。如果鹹味攝入得不夠，腎氣就得不到滋養，會導致腎虛，大家都可以試試，您完全不吃鹽看看會有什麼感覺？鹽對人體是很重要的，歷代的鹽官都是肥差，之所以肥，是因為人們都必須要鹽。前不久日本的地震就導致中國的鹽荒，雖然荒唐，卻也說明了鹽對人類的重要性。

人體需要鹽，鹹味能補腎，那是不是吃的鹹味越多腎就越好呢？答案是否定的，吃的鹹味太多反而會傷腎的。《黃帝內經》說「多食鹹，則脈凝泣而色變」。這句話的意思是說，如果吃得太鹹，則會導致血脈凝聚不通暢，血脈凝聚不通暢會使人的面色變黑。面色變黑那就是傷腎的表現，面色黑是腎虛的特徵。比如說，西醫的研究認為，鹽攝入量過多，會引起高血壓，高血壓不及時控制，很容易引起腎功能損害，最終發展成尿毒症，尿毒症病人的面色就是很黑的。

《黃帝內經》中還說：「病在骨，無食鹹。」如果骨頭有病，就不要再吃鹹的東西，因為鹹的東西會加重骨頭的病變，使骨頭的病不容易治療。現在西醫的研究也發現，攝取過多鹽亦會增加鈣流失導致骨質疏鬆等骨病。而骨是腎所主的，所以過鹹會傷腎。

養腎護腎，從減少電腦輻射開始

本文重點

- 電腦的輻射量有多大？
- 為什麼說電磁輻射會導致腎虛？

現在不能生孩子的人越來越多，我發現在就診的患者中，大多數都與電腦為伴，如IT、證券、電視傳媒等從業者。與我們形影不離的電腦安全嗎？會傷害我們嗎？

國際MPR輻射安全規定：在五十公分的距離內，輻射暴露量應小於二十五伏特／公尺。

電腦的輻射量是多少呢？一般來說，桌上型電腦的鍵盤為一千伏特／公尺，滑鼠為四百五十伏特／公尺，螢幕為二百一十八伏特／公尺，主機為一百七十伏特／公尺，筆記型電腦為二千五百伏特／公尺。

電腦輻射的四大危害如下：

一、電腦輻射汙染會影響人體的循環系統、免疫、生殖和代謝功能，嚴重的還會誘發癌症，並會加速人體的癌細胞增殖。

二、影響人體的生殖系統主要表現為男子精子質量降低，孕婦發生自然流產和胎兒畸形等。

三、影響人體的心血管系統表現為心悸、失眠，部分女性經期紊亂、心動過緩、心搏血量減少、竇性心律不齊、白血球減少、免疫功能下降等。

四、對人體的視覺系統有不良影響。由於眼睛屬於人體對電磁輻射的敏感器官，過高的電磁輻射汙染還會對視覺系統造成影響。主要表現為視力下降，引起白內障等。

國內外醫學專家的研究表明，長期、過量的電磁輻射會對人體生殖系統、神經系統和免疫系統造成直接傷害，是心血管疾病、糖尿病、癌突變的主要誘因和造成孕婦流產、不育、畸胎等病變的誘發因素，並會直接影響未成年人的身體組織與骨骼的發育，引起視力、記憶力下降和肝臟造血功能下降，嚴重者可能導致視網膜脫落。

美國有一個報導說，某家公司有十二名孕婦在螢幕前工作，一年內竟有七人流產，一人早產。美國國防部兵役局有十五名孕婦在螢幕前工作，一年內也有七人流產，三人產下畸形兒。其危害程度均在百分之六十以上。有關專家對每週接近螢幕二十小時的七百名孕婦調查，發現百分之二十的孕婦發生自然流產。而對每週接近螢幕四十小時的孕婦調查，結果自然流產發生率更高。

因此，電磁輻射已被世界衛生組織列為繼水源、大氣、噪音之後的第四大環境汙染源，成為危害人類健康的隱形「殺手」。

研究表明，電腦的輻射對人體的傷害很廣泛，對腎的損害尤其嚴重，其中，男子精子質量降低、孕婦發生自然流產和胎兒畸形等，是受腎主性與生殖功能的影響；未成年人的身體組織與骨骼的發育障礙，是受腎主生長發育和主骨生髓功能的影響；記憶力下降，是受腎主骨生髓通於腦的功能和腎藏志的功能的影響；對視力的影響也與腎虛相關，是因為「五臟六腑之精氣皆上注於目」，而「腎受五臟六腑之精氣而藏之」。

芹菜食用過多、飲食過甜可能會傷腎

本文重點

- 為什麼說食用過多的芹菜會導致腎虛？
- 脾與腎的生剋關係。
- 為什麼說吃甜過多會導致腎虛？

食用過多的芹菜，也會引起不育。泰國一名醫生經過十年的研究，證明芹菜有避孕的作用，接受試驗的男子每天吃七十五克熟芹菜，連續吃一週至二週之後，這些男子的精子數量便會明顯減少，即從正常的每毫升精液含精子數千萬至一億減少為每毫升只有三千，這樣少的精子數量難以使女性受孕。因為腎主性與生殖，所以芹菜可能損傷腎主生殖的功能。

所有的家長都會控制孩子吃糖，因為吃糖太多會壞牙齒。

吃糖多為什麼會壞牙齒呢？腎主骨，齒為骨之餘，所以牙齒也是腎所主的，牙齒的好壞反應的是腎的問題。糖是甜味，也就是甘味，五味之中甘的五行屬性為土，五臟之中脾的屬性為土，所以甘入脾；五臟之中腎的屬性為水，土是剋水的。過食甘會使脾旺，脾旺就會克制腎水，腎水虛弱，其所主的骨當然就會受影響，牙齒也是骨，腎虛不主骨，牙齒就會壞了。

長期盯電視、電腦螢幕易傷腎

本文重點

- 長時間盯著螢幕對眼睛有什麼傷害？
- 為什麼說長期盯著電視、電腦螢幕易傷腎？

導致視力早衰的原因是眼睛長期盯著具有輻射性的螢幕，眨眼次數減少，淚液快速蒸發，造成眼睛乾澀，這種情況被稱為電腦視力症候群。這是一種壓力型疾病，由於眼睛長時間盯著一個地方，眨眼次數僅及平時的三分之一，如果每次看電腦螢幕的時間超過二小時，或連續看電視達四小時以上，則對眼睛的傷害更大。很容易造成眼睛血液循環變慢，從而減少眼內潤滑液的分泌。長此以往，除了會引起眼睛疲勞，重影，視力模糊，還會引發其他不適，甚至導致視力早衰。

雖然眼睛在五臟中為肝所主，《黃帝內經》中說「久視傷血」，因為肝藏血，但是，五臟之中的肝腎是同源的，也叫「乙癸同源」，肝五行屬木，腎五行屬水；十天干中，甲乙屬木，壬癸屬水，肝為乙木，腎為癸水，水可以生木，同時肝腎在人體的位置同屬下焦；另外，肝藏血，腎藏精，精血互生。《黃帝內經》說「五臟六腑之精氣皆上注於目」，可見，眼睛不僅僅是靠肝來營養的，五臟六腑最精華的物質都用來供養眼睛，人們常說眼睛是心靈的窗戶，而心主神明，看一個人的盛衰主要從眼睛上看，所以心靈的交流是眼神的交流。但是，《黃帝內經》還說「腎者主水，受五臟六腑之精而藏之」，可見，五臟六腑的精是先藏於腎，再由腎上注於目的，上注於目，營養目的其實是腎精。在急性病和危重病的過程中，如果病人眼睛發直，瞳孔固定，是腎精耗竭的徵象，預後不良。臨床上有一種治療視力減退的常用中成藥叫「杞菊地黃丸」，是由六味地黃丸加枸杞菊花組成的，眼睛的問題其實是治腎為主肝腎同治的。所以保護您的眼睛就是保護您的肝腎，損傷您的眼睛就是損傷您的肝腎。

第四章

每個人都可能有的腎虛

慢性疲勞症候群的「益腎抗疲勞」治法。
治療過敏性鼻炎的根本方法是補腎。
根治頑固性失眠，要解決腎虛問題。
治癒腎虛型便祕關鍵在補腎。
五更瀉的複方治法。
日常避免腎虛的方法有哪些？

慢性疲勞症候群屬於典型的腎虛證

本文重點

- 如何判斷自己是否有慢性疲勞症候群？
- 為什麼說慢性疲勞症候群屬於典型的腎虛證？
- 為什麼說治療慢性疲勞症候群的根本途徑是補腎？
- 「益腎抗疲勞」治法的組方。

二十世紀八〇年代一種新的疾病在全球範圍內流行，其典型的特徵就是持續的、不能為休息或睡眠所緩解的疲勞，伴有全身的虛弱表現。一九八八年三月，美國疾病控制中心將其命名為「慢性疲勞症候群」，並制訂了診斷標準，一九九四年修訂了其診斷標準，下面是修訂後的診斷標準。

一、臨床評定的、不能解釋的、持續或反覆發作的慢性疲勞，該疲勞是新得的或有明確的開始（沒有生命期長）；不是持續用力的結果；經休息後不能明顯緩解；導致工作、教育、社會或個人生活水平較前有明顯的下降。

二、下述的症狀中同時出現四項或四項以上，且這些症狀已經持續存在或反覆發作六個月或更長時間，但不應該早於疲勞：

1 短期記憶力或集中注意力明顯下降。

2 咽痛。

3 頸部或腋下淋巴結腫大、觸痛。

4 肌肉痛。

5 沒有紅腫的多關節的疼痛。

6 一種類型新、程度重的頭痛。

7 不能解乏的睡眠。

8 運動後的疲勞持續超過二十四小時。

因為慢性疲勞症候群西醫沒有針對性的治療方法，國內的病人大多數就診於中醫的腎病科。我從二十世紀九〇年代開始研究該病，經過大量的臨床治療發現，慢性疲勞症候群屬於典型的腎虛證，患者在持續的（時間超過半年）不能緩解的疲勞的同時，常伴有腰痛、記憶減退、注意力不能集中、性功能減退、全身骨頭酸軟、二便無力、免疫功能低下、易感冒、心態衰老，常感力不從心。其中腰痛是典型的腎虛表現，因為「腰為腎之府」；腎藏志，同時腎主骨生髓通於腦，所以腎虛會導致記憶力下降，注意力不能集中；腎主性與生殖，腎虛會導致性功能下降；腎主骨，腎虛會導致全身骨頭酸軟；

腎司二便，腎虛會出現二便無力；人體抵抗疾病的功能中醫稱為衛氣，而衛氣是根源於腎的，腎虛衛氣不足則會導致免疫功能下降，容易感冒；心態衰老，力不從心是衰老的徵象，而衰老源於腎虛。

上述表現是腎虛的表現，也是衰老的表現。因此，我得出的結論是：疲勞的本質是衰老，衰老的本質是腎虛。治療慢性疲勞症候群的根本途徑是補腎，通過補腎而達到抗疲勞的目的，我提出「益腎抗疲勞」的治法，選用參耆地黃湯（西洋參六克、炙黃耆十五克、生地黃十五克，山藥十克，山茱萸十克，丹皮十克，茯苓十五克，澤瀉十五克）為主進行加減，獲得滿意療效。用水煎取五百毫升，分三次溫服，每天一劑。

慢性疲勞症候群的病因主要是過勞，或是生活規律紊亂，所以在藥物治療的同時，恢復正常的生活規律十分必要。一是要將工作時間控制在八小時以內；二是儘量不熬夜；三是要適度運動，最好每天能做一小時左右的有氧運動。

疲勞是過勞死的直接原因。

疲勞還是許多疾病的原因，小到感冒，大到癌症，都可能因為疲勞而發生。

有調查顯示：真正健康的人群不到百分之五，約有百分之七十五的人處於疲勞狀態。您覺得疲勞嗎？我希望您遠離疲勞，健康、快樂、自由地學習、工作、生活！

過敏性鼻炎，根源在腎虛

本文重點

- 過敏性鼻炎和腎有什麼關係？
- 打噴嚏的兩種情況。
- 治療有陽虛表現的過敏性鼻炎。
- 治療有陰虛表現的過敏性鼻炎。

經常有患者向我訴說：「肖大夫，我打噴嚏打得都要虛脫了！」還有患者說：「肖大夫，我一打噴嚏就大小便失禁，真是痛苦啊！」這些患者的病就是過敏性鼻炎，過敏性鼻炎的主要症狀就是噴嚏連連，沒完沒了。

我相信大家都會打噴嚏，有人說打噴嚏是有人想你了，有人說打噴嚏是有人罵你了。如果你噴嚏連連，經久不癒，那是腎虛了。

大家一定會奇怪了，這過敏性鼻炎能和腎有什麼關係？《黃帝內經》中說：「五氣為病……腎為嚏為欠。」這句話的意思是說，打噴嚏和打哈欠是腎的問題。

人體之所以能夠適應外界環境的變化，是因為人體有自我的調節機能和抵抗能力，西醫將這種能力稱為「免疫功能」，中醫認為這種功能是由衛氣完成的。衛氣是人體陽氣的一部分，由肺氣宣發，分布於人體的體表，保護肌表，抵抗外邪。但是，衛氣是根源於腎氣的，腎氣的強弱決定衛氣的強弱。噴嚏是因為衛氣虛弱，不能固護肌表，無力抵抗寒邪，寒邪乘虛而入，束縛了肺氣，使肺氣鬱閉，不能正常宣發。

打噴嚏有兩種情況，一種是急性的，多和感冒的症狀同時出現，感冒好了，噴嚏也就停止了。這種噴嚏屬於實證，病位主要在肺，多發生於氣候突然變冷之時，或者在感冒流行的時候，這是因為邪氣太甚，侵襲人體，但人體正氣不虛，所以這種噴嚏是容易治療的。

另一種情況是，噴嚏連連，經久不癒，同時伴有疲乏無力、腰膝酸軟或疼痛、面色無華、怕冷、手足不溫、流清鼻涕、流眼淚、舌質淡苔白、脈沉細無力等症狀。這種情況常見於過敏性鼻炎的患者。這種經久不癒的噴嚏是因為腎氣虛弱，衛氣不能固護肌表，抵抗外邪的能力下降。許多人年青的時候不過敏，年紀大了開始過敏；身體好的時候不過敏，體質下降了開始過敏；沒病的時候不過敏，得了病開始過敏。這些現象都說明過敏就是人體對外界環境的不適應，自身的抵抗能力下降，而抵抗能力下降的根源是腎氣的虛弱。《黃帝內經》說：「正氣存內，邪不可干；邪之所奏，其氣必虛。」人體正氣的根源就是腎氣。因此，過敏性鼻炎的患者，僅僅抗過敏是不可能治好的，因為抗過敏是治標。

過敏是人體對侵入的病邪做出的反應，只是這種反應是無力的，不足以祛邪外出，反而對人體造成損傷，抗過敏就是抑制人體的反應，使人體不出現過敏導致的症狀，並沒有提高人體的抵抗能力。提高人體的抵抗能力，必須從補腎入手，使腎氣充盛，衛氣從源頭上得到補充，能夠保護肌表，外邪不能侵入人體，才能杜絕過敏的發生。

因為過敏性鼻炎的患者，辨證為腎陽虛的多，一般可以選用金匱腎氣湯合麻黃附子細辛湯加減（藥物有：制附子十克，肉桂十克，熟地十五克，丹皮十克，山藥十克，山萸肉十克，茯苓十五克，澤瀉十五克，麻黃六克，細辛三克，加辛荑六克，鵝不食草五克）。

過敏性鼻炎的患者少數人有腎陰虛的表現，這是體質偏於腎陰虛，又患過敏性鼻炎，患者除了有噴嚏不止外，還有咽乾噦痛咽癢、鼻乾鼻癢、舌質紅苔薄黃等陰虛的表現，治療可用知柏地黃湯（知母、黃柏、生地黃、丹皮、山藥、山萸肉、茯苓、澤瀉）加桔梗、薄荷、蟬蛻等。用水煎取五百毫升，分三次服用，每天一劑。

過敏性鼻炎的治療比較複雜，大家最好到醫院找醫生治療，但是大家應該記住的問題是，治療過敏性鼻炎的根本方法是補腎，僅僅抗過敏是很難治癒的。

根治頑固性失眠，要解決腎虛不藏的問題

本文重點
- 失眠產生的根本原因是什麼？
- 以補腎和引陽入陰為基礎治療失眠的方法。

所有的人都可能有失眠的經歷，百分之三十的人被失眠所困擾，甚至許多人因此而痛不欲生。

中醫認為，「陽出於陰則悟，陽入於陰則寐」。

人類的生命、生活必須和自然環境保持協調一致，晝夜更替是陰陽運動的結果。當太陽升出地平線，昭示陽出於陰，陽氣的運動趨勢是向上向外的，自然界有了光線，溫度也升高，為生命的活動提供了基本條件；當太陽升出地平線的時候，人體的陽氣也是向上向外的，陽出於陰，腎上腺素分泌增加，人體開始清醒，心率加快，體溫升高，為勞動做好身體上的準備。白天人類通過勞動獲得勞動果實，同時，通過勞動使身體得到鍛鍊，增強體能，並會使人體產生疲勞的感覺，為進入夜晚的睡眠提供條

件。當太陽沒入地平線，昭示陽入於陰，陽氣的運動趨勢是向內向下的，自然界沒有了光線，溫度降低，環境安靜，為生命的休息提供了基本的條件；進入夜晚，人體的陽氣也是向內向下的，陽入於陰，勞動的體能消耗也會產生疲勞感，使人有了睡意，所以晚上是人體睡眠的時間。農耕勞動是人類的基本生產方式，第一個顯著特點就是依賴於自然的規律，即「日出而作，日入而息」；第二個顯著的特點是體力勞動，體力勞動使人類身體健壯，思想純樸，即「心靜體動」。與自然規律同步，以體力勞動為主的農耕勞動方式是人類長期的、主要的生活方式，人類經過長期的進化，適應了這種生活方式，也只有這種方式才是人類健康的生活方式。但是，人類現在已經背離了這種生活方式。城市化使人類從體力勞動變成了腦力勞動，電燈使晚上工作變成可能。其後果就是體力活動嚴重不足，腦力勞動嚴重過度，白天不動，晚上不睡。只是人類的基因還是農民的基因，而農民的基因適應不了現在的生活方式，許多疾病因此而生，失眠就是不適應的產物。失眠產生的根本原因就是「日出不作，日入不息」，「心不靜而體不動」；失眠就是自然界陽入於陰的時候，人體本來也該陽入於陰，而人類不讓自己陽入於陰，開著電燈，吃喝玩樂，或是拚命工作；而白天陽出於陰的時候，人類卻要睡覺，不讓人體陽出於陰，不與自然同步。人與自然同步的規律被破壞，興奮與抑制的調節機制被破壞，失眠就不可避免了。

陽出於陰是陽氣的釋放，陽入於陰是陽氣的潛藏。陽入於陰以後藏在什麼地方呢？藏在腎，因為五臟之中腎是主藏的。腎虛不藏，陽浮於外，也是失眠的重要機理。

失眠本身也是人體衰老的表現，比如說老年人的覺就會減少，而衰老是腎虛的表現。

綜合上述，失眠的治療要注意以下幾點：

一、恢復正常的生活規律，即「日出而作，日入而息」；

二、做到「心靜體動」，即白天有足夠的體力活動，保持內心的寧靜，使人體的陰陽運行規律與自然同步；

三、藥物治療以補腎和引陽入陰為基礎，方藥可選用參耆地黃湯：西洋參六克，炙黃耆十五克，生地黃十五克，山藥十克，山茱萸十克，澤瀉十五克，茯苓十五克，丹皮十克，合青蒿鱉甲湯加減：青蒿十五克，鱉甲三十克（先煎），生地黃十五克，知母十克，丹皮十克。用水煎取五百毫升，分三次服用，每天一劑。

腎主水，腎虛型水腫辨證便可治

本文重點

- 為什麼說水腫跟腎關係密切？
- 腎陽虛型水腫的辨別。
- 腎陽虛型水腫的中藥治療——真武湯。
- 腎陰虛型水腫的辨別。
- 腎陰虛型水腫的中藥治療——豬苓湯。

見到水腫，大家就會說這個人腎有問題。的確，水腫跟腎的關係最密切。

西醫學之父古希臘的名醫希波克拉底說：「陽光、空氣、運動和水，是生命之源。」生命是源於水的。沒有水就沒有生命。所以人類都是依水而居的，四大文明古國都產生於水邊，古中國的長江、黃河，古印度的恆河、印度河，古埃及的尼羅河，古巴比倫的兩河流域。同時，占人體內百分之六十～百分之七十的也是水。大家也一定聽說過，人一週不吃東西是不會死的，但一週不喝水那就會死。這麼多的水，怎麼進去、怎麼保存、怎麼出去，由誰來管理呢？就是由腎來管理的，腎有一個很重要的功能就是「主水」。腎就是人體的水利部。如果腎虛，主水的功能障礙，水液不能排出體外就會產生水腫。腎虛導致的水腫有兩種證型，即腎陽虛和腎陰虛。

腎陽虛水腫：全身浮腫，腰以下的部位水腫更加嚴重，按之有凹陷不容易恢復，尿量減少，腰部酸軟疼痛發涼，四肢不溫，面色灰暗或灰白，舌體胖大比正常人淡，而且看上去很嫩，舌苔白，脈搏很細很沉，沒有力量，要很用力才能摸到。腎陽虛導致的水腫治療要用溫腎壯陽，化氣行水的方法，方劑可以用《傷寒論》中的真武湯。大家一看這個方劑的名字就知道這個方劑的功效了，真武是何方神仙呢？是北方的水神，是鎮水之神。在中國古代，不同的方位有不同的神仙，不同的神仙管不同的事，大家可能都知道四方神獸的順口溜「左青龍，右白虎，前朱雀，後玄武」。如果我們面南而立，左手的方向是東方，東方的神獸叫「青龍」，是木神；右手的方向是西方，西方的神獸叫「白虎」，是金神；前面是南方，南方的神獸叫「朱雀」，是火神；後面的方向是北方，北方的神獸叫「玄武」，也叫「真武」，是水神。真武湯後來也叫「溫陽利水湯」，這個名字也說明了真武湯功效。具體的藥物有：制附子十五克（先煎四十分鐘），茯苓十五克，白朮十克，白芍十克，生薑十克。每天一劑，水煎取六百毫升，分三次溫服。

腎陰虛水腫：水腫以下肢為主，水腫一般不重，同時有口乾，心煩失眠，手心腳心發熱，小便短少而且不通暢，舌體比正常人瘦小，舌苔少甚至沒有舌苔，脈搏很細而且比正常人要快。治療腎陰虛導致的水腫要用滋腎清熱利水的方法，方劑可以選用《傷寒論》中名方豬苓湯，具體藥物如下：豬苓十五克，茯苓十五克，澤瀉十五克，滑石十五克（包煎），阿膠十克（烊化）。先將前四味藥用水煎取五百毫升，然後將阿膠放入藥液中用小火將阿膠溶化，分三次溫服，每天一劑。

水腫雖然和腎的關係密切，但是會引起水腫的原因還有很多，比如從臟腑來看，除了腎以外，肺、脾、三焦、膀胱等都有可能導致水腫；從疾病來看，除了腎病以外，心臟病、肝病等多種疾病都會有水腫，所以如果發現有水腫最好到醫院就診，進行必要的檢查，明確診斷，採取更加有針對性的治療方法，以免耽誤病情。

腎管納氣，根治虛喘從補腎入手

本文重點

- 呼吸困難分出氣困難和吸氣困難兩種情況，分別跟什麼臟器有關？
- 區別實證的喘和虛證的喘。
- 治療虛喘的方劑——金匱腎氣丸合參蛤散。
- 虛喘的人飲食上的調養技巧。
- 虛喘的人日常保健的好方法——練習氣沉丹田。

羅先生，六十五歲。他喘了二十多年，因為看了我在北京衛視《養生堂》做的節目而到平心堂來找我看病。他說：「我的哮喘越來越嚴重、越來越頻繁，我知道我快不行了。我看了您的節目以後才知道我這喘的病根是在腎上，我覺得您肯定能救得了我。」羅先生的主要症狀是喘，痰多，總感覺氣吸不進來，喘甚則大小便失禁。給羅先生用的治法是補腎納氣化痰平喘，治療兩個多月，不喘了，痰也沒有了，丹田內有氣了。

喘的特徵就是呼吸困難，呼吸困難有兩種情況，一種情況是出氣困難，胸中悶塞，病人老是想長出氣，長出氣會覺得舒服一點，這種情況主要是肺的問題；另一種情況是吸氣困難，病人總是感覺氣吸不進來，氣總是飄在上面，丹田空虛，氣不夠用，病人老是想深吸氣，深吸氣會覺得舒服一點，這種情況是肺和腎都有問題，腎的問題更重要，中醫將這種喘稱為「腎不納氣」。

大家都知道呼吸是肺的事，其實呼吸還與腎有很大的關係。肺是管呼氣的，出氣是肺的事；腎是管納氣的，納氣就是吸氣，吸氣是腎的事。從總體上說，腎是主藏的，人體所有的物質都是經過腎的作用固攝住，藏起來。腎還有一個重要的功能就是腎主納氣，腎主納氣就是腎主藏的功能在呼吸功能中的體現，氣經過肺吸進來，但是要經過腎的納氣作用才能下降到丹田。如果腎虛，腎不能納氣了，這時候呼吸就會很表淺，丹田空虛，一活動就會氣喘。

對於喘證，首先要分虛實。實證的喘急性的多，病程短，以胸悶憋氣、呼出困難為主；虛證的喘多為慢性的，病程長，以氣不夠用、吸入困難為主。

虛喘的病人，主要的表現為喘的時間很長，氣息短促，呼多吸少，活動則氣喘加重，氣不得續，常因咳喘而二便失禁，或者表現為大小便無力，面色發青，手腳發涼，舌質淡苔白薄，脈沉細或沉弱。應該用補腎益氣、納氣定喘的治法，方劑可以用金匱腎氣丸合參蛤散加減：制附子十克（先煎），肉桂十克，炙黃耆十五克，西洋參十克，熟地黃十五克，山藥三十克，山茱萸十克，茯苓十五克，澤瀉十克，丹皮十克，白朮十克，蛤蚧粉一點五克（沖服）。每天一劑，水煎取六百毫升，分三次於飯前一小時溫服。也可以用中成藥金匱腎氣丸和蛤蚧定喘丸，每次各一丸，每天二次，淡鹽開水送服。

虛喘的患者，每天可以吃一點核桃和山藥，多少不拘，吃法也不拘，根據自己的喜好和習慣就可以。二者都有補腎納氣平喘的作用。

虛喘的患者還可練習氣沉丹田。方法很簡單，坐位或平躺，意念守住丹田穴（臍下三吋，即臍下四個橫指的距離），用腹式呼吸，將呼吸調到儘量的慢、細、勻、長，將每次的吸氣吸到丹田的部位。每次三十分鐘，每天一至二次。

腎司二便，治癒腎虛便祕的關鍵在補腎

本文重點

- 腎虛便祕如何辨別？
- 如何用溫陽通便法治療腎虛便祕？
- 為什麼腎陰虛也會引起便祕？該如何辨別、治療？
- 腎虛便祕可選的食療方法。

許多人被便祕所困擾，成天為拉不出屎來而犯愁。大多數的人可能認為，吃點瀉藥通便不就行了嗎？有的人便祕吃瀉藥是無效的，甚至會越吃越嚴重。前不久來治療的一位姓馬的老先生，就是解不出大便，曾經吃過大黃、番瀉葉、痲子仁丸等，結果是越吃大便越困難。來看病的時候老先生說，其實大便並不乾燥，就是解不出來，沒有力氣解大便，每天坐在馬桶上掙扎得氣喘汗出也解不出大便來，還怕冷，小便清長，腰痛怕冷，膝蓋發軟，有時肚發冷疼痛，舌質比正常的人淡，舌苔白，脈搏很沉，要用力按才能摸到。這種便祕屬於腎虛便祕，是因為腎陽虛不能推動大便下行，治療需要溫陽補腎通便，藥物如下：肉蓯蓉十五克，淮牛膝十五克，當歸十二克，升麻六克，澤瀉十五克，枳殼十克，肉桂六克，制附子六克，熟地黃十五克，山藥十克，山茱萸十克，丹皮十克。每天一劑，水煎取六百毫升，分三次於飯前一小時溫服。一週後複診，各種症狀明顯減輕，每天能順利解出成形軟便，持續治療一個月，各種症狀消失，每天有規律地大便一次。改用中成藥金匱腎氣丸（每天二次，每次二丸，淡鹽水送服）和蓯蓉通便口服液（每天一次，每次一支）鞏固。

便祕是尋常的病，但便祕並不簡單。在便祕的病人中，需要吃瀉藥的人比較多，因此人們形成了便祕就需要吃瀉藥的印象。需要吃瀉藥的便祕屬於熱證實證，就是體內有熱，因為熱盛消耗了津液，導致大便乾燥不容易排出，這時候就需要吃瀉藥，中醫叫「瀉熱通便」。像馬老先生這樣的便祕是因為腎虛引起來的，腎有一個很重要的功能就是「司二便」，就是說人體的大小便是由腎所主的，腎陽虛弱，沒有力量推動大便下行，就會出現便祕，這種便祕就是「虛祕」，治療需要溫陽補腎通便，馬老先生用的就是這種方法，具體方法大家可以參考。

腎虛引起的便祕還有一種情況，就是腎陰虛。正常的大便需要有腎陽的推動，還需要有腎陰的滋潤。腎為先天之本，腎陰是人體陰液的根本，腎陰虛弱，人體的水分不夠，不能夠滋潤腸道，大便會乾澀不暢，中醫將這種便祕稱為「無水舟停」，大家想想，如果河裡沒有水了，船怎麼走得動呢？這種病人的症狀有：大便乾結，如羊屎狀，形體消瘦，頭暈耳鳴，五心煩熱，心煩失眠，潮熱盜汗，腰膝酸軟，舌頭比正常人瘦小，舌質比正常人紅，舌苔很少，甚至沒有舌苔，脈搏很細很快。治療腎陰虛引起的便祕需要用補腎滋陰通便的方法，中醫也將這種方法稱為「增水行舟」法，所用的方叫「增液湯」，有三味藥物：生地黃三十克，玄參三十克，麥冬二十克。每天一劑，水煎取六百毫升，分三次服，或者煎湯代茶飲。也可以用中成藥通便靈，每次六粒，每天一次，溫開水送服。

腎虛便祕也可以選用食療方法。

核桃三十克，肉蓯蓉三十克，白米二百五十克。先將肉蓯蓉加水煎取藥汁，將核桃研碎，和白米一起，用藥汁煮粥食用即可。適用於腎陽虛型便祕。

黑芝麻三十克，何首烏三十克，桑葚子三十克，白米二百五十克。先將何首烏、桑葚子加水煎取藥汁，用藥汁將黑芝麻、白米煮成粥食用即可，可加適量蜂蜜。

腎對小便的控制失常，便會尿床

本文重點

- 尿床為什麼是腎虛的問題？治療要補腎？
- 腎陰虛型尿床如何辨別、如何治？
- 腎陰虛並伴有濕熱型的尿床如何辨別、如何治？
- 腎陽虛型尿床如何辨別、如何治？

有位患者是北京語言大學學生，女孩，二十一歲，老家是河北張家口市。女孩身材也好，長得也漂亮，將近一百七的身高，但就有個說不出口的病——尿床。女孩的媽媽沒有辦法，就來北京在學校附近租房，和她一起住在外面，專程到北京平心堂來找我看病。除了尿床，她還感覺容易疲勞，腰痛。

我給這個患者開的方是參耆地黃湯（西洋參、炙黃耆、生地黃、山藥、山萸肉、茯苓、澤瀉）合五子衍宗丸（覆盆子、枸杞子、菟絲子、車前子、五味子）為主，服藥一個月，尿床大抵上好了，只在勞累以後偶爾尿床，三個月以後完全好了。然後搬回學校宿舍，正常參加軍訓也沒有問題。女孩的媽媽對我千恩萬謝，說因為孩子的病都快愁死了，現在總算好了。

我有一位學生，是個小帥哥，一百八的個頭，但也有這種難言之隱——尿床。他的班主任讓他來找我，我給他開的方也是以參耆地黃湯、五子衍宗丸為基礎，治療二個月，好了。這位學生給我送了一個筆記本，他跟我說，老師，我現在沒有太多錢，送不了您貴重的禮物，但這是我的心意，我一定會好好地學中醫，我也想成為像您這樣的醫生。

在我的門診，這種病人是常見的。尿床小兒多見，但成人也不少，而且成人更加痛苦，嚴重損害病人的自尊。

尿床與腎開竅於前後二陰、主水、主藏的功能有關。腎開竅於二陰，是指大小便的正常控制是腎的功能，尿床就是腎對小便的控制失常了；腎主水是指水進入人體後的管理也是腎的功能，水液的分布、貯藏、排泄都是腎的職責；主藏是指人體內的物質之所以不流失，能貯藏在體內，也是腎的功能，尿床就是腎對水液的貯藏出了問題。凡是小便的問題，都是與腎有關的，小便不能控制，尿床、尿頻等，都是腎虛的原因，治療要以補腎為主。一般的病人都可以用參耆地黃湯合五子衍宗丸為基本方進行治療，參耆地黃湯是補腎的，腎強壯了，恢復了腎的正常功能，可以司二便、主水、主藏了，尿床的根源就解決了；五子衍宗丸也是補腎的，同時也固澀的，使人體的水液能夠固攝住了，就不會尿床了。因為每個病人會有不同的體質和不同的兼挾證，需要根據每個病人的具體情況進行加減，所以最好是到醫院找醫生治療。

當然，尿床程度比較輕的病人，也可以用中成藥治療，如果是腎陰虛的病人，比如說病人有手腳心熱、舌體瘦小、舌質紅、苔少、脈細數等陰虛的表現時，可以用六味地黃丸和五子衍宗丸一起用；如果腎陰虛的同時還濕熱，如口乾口苦，舌紅苔薄黃膩，特別是舌根部有黃膩苔時，可以用知柏地黃丸和五子衍宗丸一起用；如果是腎陽虛的病人，比如說病人有怕冷、手腳發涼、舌體比較胖大、舌質淡、苔白、脈沉細無力的表現時，可以用金匱腎氣丸和五子衍宗丸一起用；上述成藥按照說明書服用就行，或者遵醫囑服用。

五更瀉由脾腎陽虛引起，應從根上治療

本文重點

- 五更瀉是什麼原因導致的？為什麼多見於中老年人？
- 專治五更瀉的名方——四神丸。
- 幾款調理五更瀉的食譜。
- 五更瀉患者日常生活宜忌。

我相信很多人都有過腹瀉的經歷，腹瀉當然也是痛苦的事，這腹瀉的人之中有一類人尤其痛苦，他們的痛苦就是沒法睡懶覺。

五更瀉，又名雞鳴瀉、黎明瀉、腎瀉。顧名思義，五更即是拂曉之前，意即五更時分，病人腹痛腸鳴泄瀉，瀉後則安，大便不成形，呈糊狀，夾有不消化之物，無黏液，無膿血，大便常規化驗並無異常，冷天加重。五更瀉多見於中老年人。

五更時分，正好是雞叫的時候，所以又叫「雞鳴瀉」；五更時分，也是天將黎明，所以也叫「黎明瀉」；五更瀉從發病原因來看，主要是腎陽虛引起的，所以也叫「腎瀉」。

五更瀉主要是由於脾腎陽虛所致。或者因為老年體衰，腎陽不足，或者本身腎陽就虛弱，或者因為疾病損傷腎陽。泄瀉本身是脾的問題，脾主運化水穀，脾虛不能運化水穀，消化吸收障礙，就會發生泄瀉。但是脾運化水穀需要陽氣，陽氣的根源在腎，腎陽充足，能夠溫煦脾陽，則脾運化水穀的功能正常；如果腎陽虛弱，脾陽得不到溫煦，則運化水穀的功能障礙，不能正常消化吸收而發生腹瀉，有人將這種病機形容為釜底無薪，如果脾是釜，腎陽則是釜底之薪。加上自然界在黎明之前陽氣未振，陰寒較甚，更致溫煦不足，而腹部作痛，腸鳴泄瀉。五更瀉的病人，同時還可伴有不思飲食、精神疲憊、形寒肢冷、腰膝酸軟冷痛等腎陽虛弱的症狀。

治療五更瀉應溫腎健脾、固澀止瀉。有一個專治五更瀉的名方叫「四神丸」。四神丸由六味中藥組成：補骨脂、肉荳蔻、吳茱萸、五味子、生薑、紅棗。方中補骨脂是主藥，善補命門之火，以溫養脾陽，輔以肉荳蔻暖脾澀腸，佐以吳茱萸、生薑以溫中散寒，五味子斂酸固澀，另加紅棗健脾養胃，諸藥合用，成為溫腎暖脾、固腸止澀之劑，用於五更瀉每獲良效。若形寒肢冷等腎陽虛症狀較明顯，可酌加附子、炮薑，以增強其溫腎暖脾之力；若久瀉不止，身體虛弱，中氣下陷，宜加黃耆、黨參、白朮、升麻等益氣、健脾、升提之藥；小腹疼痛較甚者，可加小茴香、木香以暖腎行氣止痛。

可以用上述藥物煎服，也可以選用同名的中成藥四神丸，按照說明書服用就行。

此外，在日常膳食中可多吃一些溫補腎陽的食物，如牛羊肉等進行調理，對五更瀉的防治大有裨益。

補骨脂浸酒：取補骨脂六十克，浸泡在五百毫升白酒中，約一週後，每晚飲一小盅即可。或取補骨脂十克，豬腰子一對（洗淨切成小塊），入鍋加水煎一小時，調味後分二～三次食用，隔日一次，連用數次，亦有一定療效。

醋浸生薑茶：取適量生薑，洗淨切成薄片，用米醋浸醃二十四小時即可。使用時，每次用三片生薑加適量紅糖，以沸水沖泡代茶，經常飲用有止瀉效果。

芡實百合白米粥：取芡實、百合、白米各五十克，加水適量煮粥，食用時加少許食鹽調味。

荔枝山藥蓮子粥：乾荔枝肉五十克，山藥、蓮子各十克，三者混合搗碎加水煎至爛熟後，加白米五十克煮成稀粥，於晚間配餐食用。

炒核桃仁：取三～五個核桃的果仁炒熟食用，也可生食，每日二～三次，服用數日後，晨間腹鳴、腹痛及泄瀉會逐漸好轉。此方對體質虛弱及營養不良者尤為適宜。

日常預防應注意以下幾點：

注意保暖：五更瀉多發生在夏秋交替之際，此時天氣變化，早晚溫差大，要預防五更瀉就要當心著涼，注意腹部及下肢的保暖。晚上睡覺時，一定要用被子蓋好腹部。

調整好飲食：日常飲食要以清淡、易消化、少油膩為主，不要吃生冷、不潔的食物，每天三餐都要定時定量，不要吃得太飽，也不要吃太少，以七八分飽為宜。

調整好心態：保持良好的心理狀態，生活中要做到樂觀、開朗、遇事豁達。還要注意加強弱鍛鍊，如經常去散步、慢跑、打太極拳等，以強腰壯腎、增強體質。

第五章 男人的腎虛

男性自慰過度引起的不適該怎麼解決？
如何從補腎的角度治療男性不育？
慢性前列腺炎的治療方法。
早洩問題的複方解決方案。
陽痿問題的複方解決方案。

沉迷自慰衰老快，揮別腎虛身心爽

本文重點

- 縱慾導致的腎虛早衰，辨證屬於腎陰腎陽俱虛，治療需要腎陰腎陽雙補。
- 治療縱慾導致的早衰的方劑。
- 如何正確看待自慰問題。

小郭千里迢迢從福建到門診找我，我以為他快六十歲了，頭髮花白沒剩下幾根，兩顆門牙也掉了，耳朵也不靈了，一副龍鍾之態。其實他才三十六歲，要不然我怎麼叫他小郭呢。不是我眼拙，實在是他老人家長得太著急了點。他說他之所以成現在這德性，也是因為自作孽。從十二歲開始自慰，幾乎天天不間斷，讀初中、高中的時候上課也忍不住自慰，整天沉迷其中，不能自拔，完全喪失了人生目標和意志。到二十多歲的時候，身體不行，性功能嚴重下降，雖然是結了婚，但性交很少成功，只是仍然改不了自慰的習慣，身體越來越不行了，最終成了現在這模樣。疲乏無力，腰痛腿軟，記憶力減退，既怕冷又怕熱，舌質暗淡舌苔少而乾，脈沉細數無力。這是典型的因為縱慾導致的腎虛早衰，辨證屬於腎陰腎陽俱虛，治療需要腎陰腎陽雙補，方用桂附參耆地黃湯（肉桂十克、制附子十克、人參六克、炙黃耆十克、熟地黃十五克、山藥十克、山茱萸十克、丹皮十克、茯苓十五克、澤瀉十五克）加補骨脂十五克、制首烏十五克、鹿角膠十克（烊化）、龜板膠十克（烊化）、焦三仙十克、紫河車十克。每天一付，水煎取六百毫升，分三次於飯前一小時溫服。治療的前提是禁慾、戒除自慰，每天快走或慢跑二小時。經過一年多的治療，整個脫胎換骨了，頭髮長出來了，也變黑了，兩顆門牙也補上了，耳朵也不閉了，記憶力也好了，他說自己終於有了點人樣。

來門診找我看病的性功能障礙患者幾乎都有自慰的問題，在部落格和微博中給我留言的患者也大多是因為自慰而苦惱需要得到我的幫助。可見自慰是一個普遍的問題，也是導致腎虛的重要原因。自慰導致腎虛的機理和縱慾是相同的，只是自慰時的性刺激強度往往要大於正常性交時的強度，過度的自慰更加容易導致腎虛。中醫認為，病起於過用，凡事都必須有正常的限度，超過正常的限度就可能損傷人體導致疾病。比如，吃飯對人體而言是再重要不過的事，也是再普通不過的事，但是，如果你吃得過多，是要傷胃的，我相信所有的人都會有因為經不住美食的誘惑而傷胃的感受，時不時也會有人因為貪吃而致死。過度的縱慾或自慰傷腎的道理是不言而喻的，因為縱慾而死的人也並不少見。

需要強調的是，雖然自慰是導致腎虛的常見原因和重要原因，但是傷腎的原因並不是自慰，而是過度。相反，在正常限度內的自慰還是有益的，對於性發育已經成熟而又沒有性伴侶、不能獲得正常性生活的人群而言，是最安全的緩解性緊張的方式，不會危害社會，也不會損傷身體。有調查顯示，超過百分之九十的男性都有自慰的經歷，顯然並不是百分之九十的男性都因為自慰而有了腎虛，其中絕大多數的人沒有因為自慰而傷害身體。同樣的道理，雖然有人因為吃飯過多而傷了胃，甚至喪了生，但並不能就此認為吃飯是萬惡之源。

最容易自慰過度的人群是剛剛性發育的青少年，性刺激和快感很容易使他們樂此不疲並沉迷其中，如果沒有廣泛的興趣愛好和強烈的上進心，就難以抵禦自慰的誘惑，家長和中小學的老師應該和孩子們討論性的問題和自慰的問題，讓他們能正確地認識性和自慰，避免自慰對身體和整個人生的不利影響。

男性不育根源在腎虛，治療以補腎為主

本文重點

- 腎陰虛兼濕熱型男性不育的辨別及治療。
- 腎陽虛型男性不育的辨別及治療。
- 如何在生活中預防男性不育？

小馮在拍賣行工作，都三十五歲了，還沒有孩子，自己著急，父母更著急，趕緊去醫院做檢查，檢查結果顯示，精子數量少，而且存活率低，他的朋友告訴他說去平心堂找肖大夫看看，於是就到平心堂找我來了。小夥子一百八十五公分，大高個，自己覺得沒有明顯的不舒服，因為工作沒有規律，稍微有些疲勞，性慾不太強，時有腰痛，比較怕熱，手心足心出汗，舌質紅，舌根部有薄黃膩的苔，脈搏稍微快一些。從整體辨證來看，屬於腎陰虛兼濕熱，治療應該以滋補腎陰為主，兼以清利濕熱，方劑選用知柏地黃湯（知母十克，黃柏十克，生地黃十五克，丹皮十克，山藥十克，山茱萸十克，茯苓十五克，澤瀉十五克）合五子衍宗丸（枸杞子十五克，菟絲子十五克，覆盆子十五克，五味子十克，車前子十五克）加淮牛膝十五克，女貞子十五克。每天一劑，水煎取六百毫升，分三次溫服。堅持治療三個多月，複查精液正常，停藥二個月後，其妻子懷孕。

男性的不育主要是腎的問題，因為腎有一個重要的功能是主性與生殖，所以凡是性與生殖的問題，其根源都是腎虛，治療當然以補腎為主。上面的病例屬於腎陰虛兼有濕熱，選用了知柏地黃丸合五子衍宗丸。知柏地黃丸是在滋補腎陰的名方六味地黃丸的基礎上加了知母和黃柏兩味藥組成的，在滋補腎陰的同時，兼有清利濕熱的功效，適用於腎陰虛兼有濕熱者，就是病人在有腎陰虛表現的同時兼舌苔薄黃膩的時候可以選用。五子衍宗丸也是補腎的名方，因為這個方是由五味藥名中都帶有「子」的藥組成的，故名「五子」，衍宗即繁衍宗族的意思，五子衍宗丸是治療不育的常用方。淮牛膝和女貞子同用，可以提高精子質量。當然，也可以選用同名的中成藥知柏地黃丸和五子衍宗丸，兩種藥一塊用，按照說明書服用就可以。

如果病人在不育的同時，還有性慾低下、陽痿早洩、腰膝酸軟冷痛、全身怕冷、四肢不溫、面色蒼白、神疲乏力、陰部濕冷、小便清長、舌質淡苔白、脈沉細無力等症狀，同時精液稀薄清冷，精液化驗精子數量少，活動能力差，就屬於腎陽虛了，治療需要溫腎壯陽，生精助育，方劑可以選用生精種子湯加減，具體藥物如下：淫羊藿十五克，續斷十五克，巴戟天十五克，何首烏十五克，枸杞子十五克，覆盆子十五克，五味子十克，車前子十五克，桑葚子十五克，炙黃耆十五克，當歸十二克。每天一劑，水煎取六百毫升，分三次溫服。也可以選用中成藥右歸丸和五子衍宗丸，兩種藥一塊服用，按照說明書服用就行。

男性不育除了治療，預防很重要。

一、男孩要預防腮腺炎，因為腮腺炎會損傷睪丸，影響精子的生成，導致不育。

二、成年男性要防止性傳播疾病，許多性病都是導致不育的原因。

三、遠離放射性物質，一定要按照操作規程和防護方法作業，最好能脫離這種工作環境半年後再生育。

四、儘量避免能使睪丸溫度升高的因素，如長時間的泡溫泉、泡熱水澡、高溫作業、穿緊身牛仔褲等。

五、改變不良生活習慣，戒除菸酒等，飲食儘量清淡而富於營養。

腎主二陰，滋陰補腎可治慢性前列腺炎

本文重點

- 慢性前列腺炎的表現。
- 慢性前列腺炎的中藥治療及方法。
- 幾個常用的治療慢性前列腺炎的穴位。
- 能夠調理慢性前列腺炎的食物。
- 著名的「蘋果療法」。

慢性前列腺炎是男性最常見的生殖系統疾病。慢性前列腺炎的表現很複雜，從症狀來看，可以分為疼痛、尿路症狀和性與生殖系統症狀三部分。

疼痛：慢性前列腺炎的疼痛部位多在會陰部、肛門或後尿道；疼痛的性質多為鈍痛、墜痛，有的時候可能在膈肌以下，膝蓋以上的部位出現不同程度的反射痛。

尿路症狀：有尿頻、尿痛、排尿困難，排尿時常有尿道燒灼感，和膀胱、會陰部位不適感。

性與生殖系統症狀：經常在早晨起床或大便時尿道口流出少許稀薄、乳白色、或水樣或黏稠的分泌物。常伴有性功能障礙，如陽痿、早洩、遺精等。

根據中醫的理論，慢性前列腺炎的病因主要是腎陰虛、濕熱、瘀血。腎主前後二陰，前列腺炎的臨床表現為前陰的症狀。腎陰虛，不能濡潤尿道，則會出現尿道的灼熱不適，甚至疼痛；患慢性前列腺炎的病人同時也有明確的腎陰虛的表現，比如頭暈眼花，腰膝酸軟、心煩失眠、五心煩熱、遺精盜汗、小便短黃等。濕熱下注，會產生尿頻、尿急、尿痛、尿道灼熱等尿道刺激症狀，患慢性前列腺炎的病人也會同時有明確的濕熱徵象，比如口苦、口乾、口黏、舌苔黃膩等。瘀血阻滯，則會產生疼痛、小便不暢、尿不盡等症狀，患慢性前列腺炎的病人也多有明確的瘀血徵象，如舌質紫暗等。綜合上述發病機理，慢性前列腺炎的治療方法應該以滋補腎陰為主，兼以清利濕熱，活血化瘀；方劑可以選用知柏地黃湯為主進行加減。具體的藥物如下：知母十克，黃柏十克，生地黃十五克，山藥十克，山茱萸十克，澤瀉十五克，茯苓十五克，丹皮十克，扁蓄十五克，瞿麥十五克，炮甲粉三克（沖服），王不留行子三十克。每天一劑，水煎取六百毫升，分三次於飯前溫服，直到症狀消失。

症狀消失後，可以用中成藥知柏地黃丸鞏固療效，每天二次，每次六克，溫開水送服。同時加服炮甲粉三克，沖服，每天一次。

慢性前列腺炎也可以針刺穴位或者做穴位按摩。常用穴位有以下幾個：

關元：人體前正中線上臍下三吋，即臍下四橫指處。

命門：人體後正中線上與肚臍相對處。

腎俞：在命門穴旁開一點五吋（即食指和中指兩個橫指的寬度）處，左右各一，共兩穴。

膀胱俞：在第二骶椎棘突下，旁開一點五吋處。

三陰交：三陰交在小腿內側，內踝尖上三吋（四橫指），脛骨內側緣後方。取穴時正坐，從內踝尖直向上量取四橫指，食指上緣所在的水平線與脛骨後緣的交點就是三陰交。

上述穴位可以針刺，也可以按摩，每個穴位每天按摩二十分鐘。

慢性前列腺炎也可以用食物治療。

南瓜子：美國一項實驗發現，讓前列腺肥大的患者服用南瓜子的提取物，確實減少了患者尿頻的次數，也改善了其他症狀。南瓜子也是維生素E的最佳來源，可以抗老化。

黃豆：黃豆中含有植物性荷爾蒙，有利於

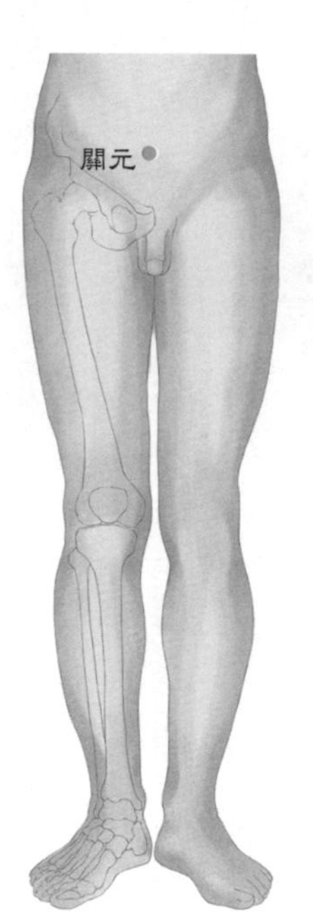

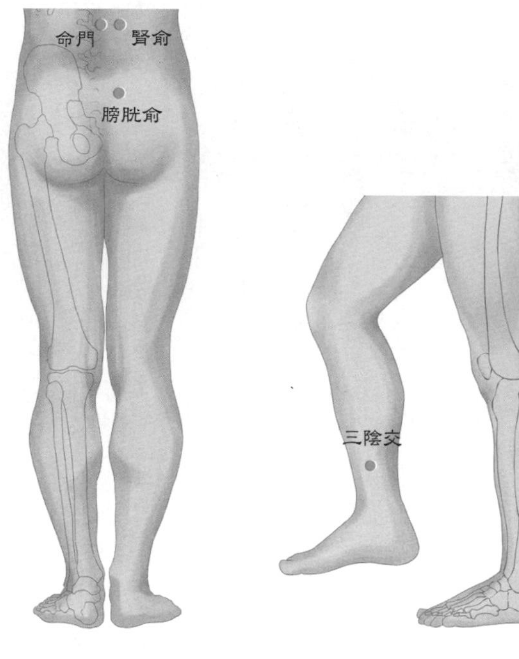

關元、命門、腎俞、膀胱俞、三陰交

女性，同時，黃豆也是男性的絕佳食品。常吃黃豆製品的日本男人，罹患前列腺癌的概率比西方國家的男人低。黃豆還對改善男性的骨質流失有效。男性過了六十歲，骨質會開始流失，情況和更年期婦女一樣嚴重。多吃黃豆可以補充卵磷脂。卵磷脂已被證實與短期記憶力和學習能力有關。

海鮮：前列腺鋅含量降低可能是引發慢性前列腺炎的一個因素。研究證明，前列腺有一種抗感染的保護物質即抗菌因子（PAF），而PAF主要成分是鋅。海鮮類中的蠔、蝦、蟹的鋅含量很豐富，一隻小小的蠔所含的鋅幾乎等於一個人一天中鋅的需求量（十五毫克）。蠔因富含糖原或牛黃酸，還具有提高肝臟功能的作用，且滋養強身。

番茄：番茄中有兩種重要成分，豐富的維生素C和茄紅素。

男性在二十四歲後精子的質與量都在走下坡，如果有一種不老藥能讓老化的精子再度充滿活力，那就是維生素C。維生素C還能製造出骨膠原，強健血管。

茄紅素具有「疏通」腺體、預防前列腺疾病的作用。生吃番茄能獲得更多的維生素C，熟吃能獲得更多的茄紅素，因為其為脂溶性。

蘋果：最近國外一項研究發現，蘋果的好處又新增了一項，那就是長期食用可治療男性的慢性前列腺炎。

慢性前列腺炎是成年男子的常見疾病，由於臨床治療效果不佳，一直是困擾患者和醫生的一大難題。不過，醫生們近年來在臨床上發現，多吃蘋果可以起到有效的調理作用，能夠達到減輕慢性前列腺炎的症狀、減少復發的目的。這主要是因為蘋果中鋅的含量非常高，而鋅是前列腺內的重要抗病元素，並且能夠影響到抗炎細胞的功能。

慢性前列腺炎患者的前列腺液內，鋅含量比正常者明顯降低，並且在治療的過程中很難提高，只有當前列腺炎症痊癒時，鋅含量才能夠恢復正常。以往醫生們喜歡讓患者服用含鋅的藥物，但這種治療方法不宜長期使用，藥物劑量也不容易把握。通過吃蘋果來補鋅，不僅沒有任何副作用，而且有利於人體吸收和利用，比吃藥的效果更好。在臨床上使用後，受到大部分患者的歡迎，已經成為有名的「蘋果療法」。

對於慢性前列腺炎患者來說，每天吃二～三顆蘋果，就可獲得比較充足的鋅元素，達到協同治療前列腺炎、防止復發的目的，飲用蘋果汁或食用果醬都可以。另外，其他含鋅高的食物，如瘦肉、雞蛋、花生米、核桃仁、芝麻、松子、葵花子等，也可根據個人口味選擇。

腎藏精，補腎固澀可治滑精

本文重點

- 治療滑精的方劑。
- 用拍打法治療滑精。
- 用外治法治療滑精。

甄某，男，二十二歲，因沉溺於色情網絡，頻繁自慰，逐漸發展成夜夜滑精，甚至白天也精液自出。其父母發現孩子日漸消瘦，精神萎靡，反覆詢問，才說出實情，父母怕孩子身體垮了，帶著他來平心堂找我看病。就診時他精神恍惚，疲乏無力，腰膝酸軟疼痛，全身怕冷，面色蒼白，小便無力，餘瀝不盡，大便稀溏，舌質比正常人淡，脈很沉，要用力按才能摸到，沒有力量。這是屬於典型的滑精，治療要用溫補腎陽、固攝精液的方法，方劑選用右歸丸合五子衍宗丸加減，具體如下：熟地黃二十克，山藥十五克，山茱萸十五克，枸杞子十五克，菟絲子十五克，覆盆子十五克，杜仲十五克，鹿角膠十克（烊化），巴戟天十五克，肉桂十克，制附子十克（先煎），芡實十五克，蓮子肉十五克，生龍骨三十克（先煎），生牡蠣三十克（先煎）。每天一劑，水煎取六百毫升，分三次於飯前一小時溫服。七天後複診，滑精大抵止住，用上方為主加減治療三個月，恢復健康。

腎為先天之本，有一個很重要的功能，就是主藏精。主藏精，有兩層意思，一層意思是說人體的精是藏在腎的，腎是藏精的地方；另一層意思是說，腎對精有貯藏、固攝的作用，精是人體很寶貴的物質，之所以能在體內藏住，不外洩，就是因為有腎的固攝作用。滑精是典型的腎虛，滑精的治療以補腎固攝為主。除了用上面的中藥湯劑外，病情比較輕的可以用同名的中成藥右歸丸和五子衍宗丸，按照說明書服用就可以。

還可以試試點拍打法：①掐趾甲根、趾關節；②輕點下肢三條刺激線三遍，按壓三陰交（三陰交在小腿內側，內踝尖上三吋，即四橫指處，脛骨內側緣後方。取穴時正坐，從內踝尖直向上量取四橫指，食指上緣所在的水平線與脛骨後緣的交點就是三陰交）、陽交（外踝尖上七吋，即雙手拼攏去掉一個大拇指的距離，腓骨後緣）、股內、溝中、坐結穴三遍；③拍打臍部及臍部以下腹部、前陰及會陰部，以拍打到有熱麻感為佳；④以較重手法按壓溝中、曲骨（恥骨聯合上緣的中

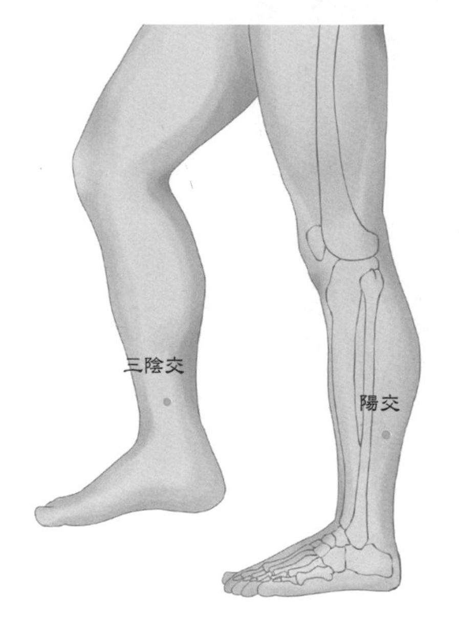

三陰交、陽交

點）、恥旁，拍打腰骶部。

滑精也有許多食療的方法。

芡實粉粥：芡實粉六十克，白米九十克。先將芡實煮熟，去殼，研粉，用白米煮粥，至半熟時，加入芡實粉，同煮和勻，隨意食用。

雞腸餅：公雞腸一具，麵粉二百五十克。先將雞腸剪開洗淨焙乾，研成細末，與麵粉和勻，加水適量，和成麵糰，稍加油鹽作料，烙成小薄餅，一次或二次食用，連用十天。

治療滑精還可以用外治法。

五倍子膏：五倍子末二十克，用食醋調成糊狀，攤於白紗布上，敷於臍部，夏季每天一換，冬季隔天一換。

下面再提供一個治療滑精的驗方。刺蝟皮一具，瓦上焙乾，研成細末，每次服三克，每天服二次，白開水送服。

遺精是腎不藏精的表現，可辨證治療

本文重點

- 治療遺精的方劑。
- 治療遺精的常用穴位。
- 好學好用的功法——固精功。
- 簡單易用的方法——外治法。

在《紅樓夢》中，賈瑞為王熙鳳的美貌所傾倒，日思夜想，總想得到王熙鳳，最終被王熙鳳捉弄得神魂顛倒，臥病不起，後來來了個跛腳道士，送給他一面風月寶鏡，鏡子的背面是骷髏，正面是王熙鳳，告訴他只能看背面，就可以治好他的病。但是賈瑞沒有聽道士的話，看了背面的骷髏以後嚇得不行，罵道士是混賬道士，忍不住看了正面，這一看不打緊，王熙鳳在鏡子裡面向他招手，讓他進去，他進去和王熙鳳同房，然後王熙鳳送他出來，就跌倒在床上，發現下身遺了一攤精。如此反覆看了三、四次，瀉了三、四次精，最終精盡人亡。其實，《紅樓夢》中描述的賈瑞是在幻覺或夢境中性交，然後射精，並沒有真正的性交，應該屬於遺精。

遺精，是指成年男性不因為性生活，而是因為與性有關的夢而導致精液外洩的病症。

遺精並不都是疾病，其實每個成年男人都會遺精，如果成年未婚，或已婚分居，長時間內沒有性生活，每月遺精一～二次，身體沒有不適的感覺，這是正常現象，屬於精滿自溢，不是疾病。如果遺精頻繁，每週二次以上，而且伴有精神萎靡、頭暈耳鳴、腰膝酸軟、倦怠乏力等症狀者，就屬於疾病了。

遺精首先是腎的問題。因為腎為先天之本，主性與生殖，主藏精。遺精就是腎不藏精的表現。導致腎不藏精的原因比較複雜，具體治療應該分證候進行辨證論治。

心腎不交證：

主要症狀：睡眠不實而多夢，頻繁夢中遺精，失眠健忘，頭暈耳鳴，心悸心煩，精神不振，口燥咽乾，腰腿酸軟，疲倦乏力，小便短黃，舌尖紅或舌質紅，苔薄黃，脈搏很細很快。

治療方法：清心火，滋腎陰，交通心腎。

方藥：黃連清心飲加減。黃連五克，生地黃十五克，當歸十二克，生甘草六克，酸棗仁十五克，茯神十五克，遠志六克，蓮子肉十五克，生龍骨三十克（先煎），生牡蠣三十克（先煎），肉桂三克。每天一劑，水煎取六百毫升，分三次於飯前一小時溫服。

陰虛火旺證：

主要證候：遺精頻繁，性慾亢進，陰莖易勃起，甚至一有性慾就遺精，腰膝酸痛，下肢酸軟，形瘦神疲，頭暈耳鳴，五心煩熱，兩顴發紅，面部烘熱，舌質紅苔少而乾燥少津，脈搏細而快。

治療方法：滋陰降火，固澀精液。

方藥：知柏地黃湯合水陸二仙丹加減。知母十克，黃柏十克，生地黃十五克，丹皮十克，山藥十克，山茱萸十克，茯苓十克，澤瀉十五克，金櫻子十五克，芡實十五克，生龍骨三十克（先煎），生牡蠣三十克（先煎）。每天一劑，水煎取六百毫升，分三次於飯前一小時溫服。

遺精也可用針灸治療或穴位按摩，常用的穴位有：

關元：肚臍下三吋（除大拇指以外四橫指的距離）。

大赫：肚臍下四吋（一隻手五橫指的距離）旁開五分（半個大拇指的寬度，左右各一個穴位）。

志室：第二腰椎棘突下（與肚臍平齊的人體後正中線上）旁開三吋（除大拇指以外四橫指的距離，左右各一個穴位）。

心俞：第五胸椎棘突下（人體後正中線上）旁開一點五吋（二橫指的距離，左右各一個穴位）。

腎俞：第二腰椎棘突下（與肚臍平齊的人體後正中線上）旁開一點五吋（二橫指的距離，左右各一個穴位）。

中封：內踝前一吋，在商丘穴與解溪穴之間，脛骨前肌腱內側凹陷中。

神門：腕橫紋尺側端，尺側腕屈肌腱的橈側凹陷中。

以上穴位，可以去醫院扎針，也可以自己按摩。按摩的方法是，先以大拇指尖對準穴位做衝出性的點按，按到有酸、麻、脹的感覺為度，然後再用大拇指指腹揉穴位，每個穴位揉按五分鐘，每天一次。

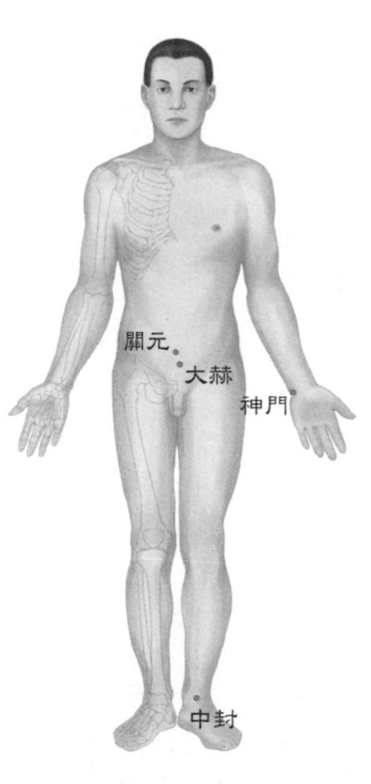

關元、大赫、中封、神門

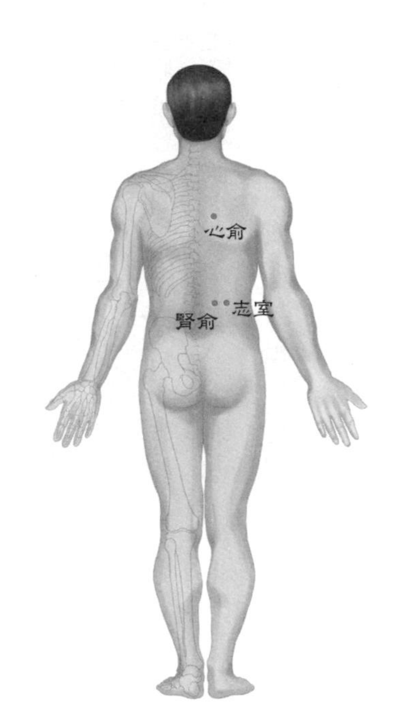

志室、心俞、腎俞

遺精的患者也可以練固精功，具體方法如下：

取臥位，意守丹田。兩手心向下，左手心按在肚臍上，右手心搭在左手背上，先順時針按摩三十六次，再逆時針按摩三十六次。然後雙手指稍拼攏、斜立，以丹田為中心，從心口下推摩到恥骨聯合，一上一下為一次，共三十六次。最後用雙手將睪丸兜起，推入陰囊上部恥骨旁腹股溝內，在其外皮上按摩，先左後右為一次，共八十一次。每天早晚各練一次。

還可以用外治法：甘遂、甘草各二點五克，研成細末，每晚睡前取一克放肚臍內，外用膠布貼上，早晨起床取下，連用五天。

防治遺精，日常要注意幾點：

一、清心寡慾，保持內心寧靜，節制性生活，戒除自慰。

二、注意飲食起居，晚飯不宜過飽，少吃辛辣油膩的食物；被褥不宜過厚，內褲不宜過緊。

三、適當參加體育運動，勞逸結合，以調節整體的陰陽平衡。

早洩主要是腎的問題，治療以補腎為主

本文重點

- 腎陰虛損型早洩的辨別及治療方法。
- 腎氣虛型早洩的辨別及治療方法。
- 治療早洩的其他日常可用的方法。

于先生，三十八歲，結婚六年，但性生活始終不滿意。每次性交，陰莖剛剛進入陰道就控制不住射精，因為從來就沒有讓太太獲得性慾的滿足，心裡很內疚，太太也因此而不高興，十分苦惱，經朋友介紹，到平心堂來找我看病。他平時性情急躁，容易發怒，口乾口苦，眼睛發紅，頭暈耳鳴，失眠多夢，手心腳心發熱，心煩不安，腰酸軟，下肢疲乏無力，小便短黃，大便偏乾，舌質紅，舌苔少，脈搏按上去很緊張，比較細，比較快，每週性生活二～三次，陰莖容易勃起。于先生的病就屬於早洩。

辨證屬於腎陰虛損，虛火妄動，治療要滋補腎陰，瀉火固精，方劑可以選用知柏地黃湯合四逆散加減。具體如下：鹽炒知母十克，鹽炒黃柏十克，生地黃十五克，丹皮十克，澤瀉十五克，茯苓十五克，山藥十克，柴胡十五克，枳實十克，白芍十五克，炙甘草六克，蓮子心六克，金櫻子十五克，生龍骨三十克（先煎），生牡蠣三十克（先煎），每天一劑，水煎取六百毫升，分三次於飯前一小時溫服。一週後複診，自覺症狀明顯好轉，效不更方，繼續用上方加減治療近二個月而癒。

早洩，是指性交時男子過早射精的病症。可表現為性交時男子陰莖尚未接觸女子外陰就發生射精；或者是陰莖剛接觸女子外陰尚未進入陰道就發生射精；或者是剛進入陰道尚未抽動就發生射精，隨即陰莖疲軟，不能維持正常性交者。

早洩是男人常見的問題，也是最傷男人自尊的疾病，因為男人都希望能夠維持足夠長的性交時間，以此來滿足女人的性需求，並證明自己的強壯。

早洩主要是腎的問題，腎為先天之本，主性與生殖，主藏精。早洩的本質就是性功能的減弱，不能正常地藏洩精液。早洩的治療也是以補腎為主的，上面的病例是最常見的類型，即腎陰虛火旺型，治療要用滋補腎陰、瀉火固精的方法，具體的方藥可參考運用。

除陰虛火旺型以外，臨床上還可以見到一種類型，就是腎氣虛型。主要的症狀有：陰莖勃起稍緩慢，一性交就洩精，精液清冷稀薄，性慾淡漠，腰酸腿軟，精神萎靡不振，晚上尿多，有的人有尿不乾淨的感覺，經常出汗，疲乏無力，有的人掉頭髮，有的人牙齒鬆動，舌質比正常的人要淡，看上去很嫩，舌苔薄白，脈搏很沉，要用力才能摸到，兩無名指部位的尺脈尤其弱。治療要用溫補腎氣。固腎澀精的方法，方劑可以選用濟生秘精丸加減。具體如下：菟絲子十五克，韭菜籽十五克，白石脂十五克，白茯苓十五克，熟地黃十五克，沙苑子十五克，桑螵蛸十五克，生龍骨三十克（先煎），生牡蠣三十克（先煎），五味子十克。每天一劑，水煎取六百毫升，分三次於飯前溫服。

治療早洩還有以下方法可以採用。

按摩法：可以自我按摩或夫妻配合完成。以手緩慢按摩陰莖頭繫帶處，使陰莖勃起，當達到高度興奮有要射精的感覺時，停止按摩。男子以意念屏息、提肛、收腹以控制精液排出。等興奮降低，陰莖萎軟，再次重複按摩，如此按摩三~四次，一個月為一個療程。

按壓法：女方以手按摩陰莖，使之勃起，當男方高度興奮有射精的感覺時，女方迅速以食指、中指按壓於陰莖頭及陰莖體背側，拇指按壓在陰莖下面冠狀溝處繫帶上，力度以男方不覺疼痛為宜，等陰莖逐漸萎軟射精感消失，再按以上方法重複三~四次，二個月為一個療程。

點會陰穴：當陰莖勃起，有要射精的感覺時，女方可用中指或食指用力按壓會陰穴，有控制早洩的作用。

牽拉法：當陰莖勃起有要射精的感覺時，女方用手向下牽拉睪丸及陰囊，亦有延緩射精的作用。

芡實蓮子燉龍蝨：蓮子肉五十克，去皮、心、發透；龍蝨三十克，放鍋內稍煮去尿，洗淨；與芡實三十克，共放碗內，加水適量，隔水燉熟，調味飲湯。

五倍子熏洗：五倍子二十克，文火煎三十分鐘，趁熱燻蒸陰部數分鐘，待藥液變溫後，浸泡陰莖龜頭十分鐘左右，每晚一次，二十天為一個療程。治療

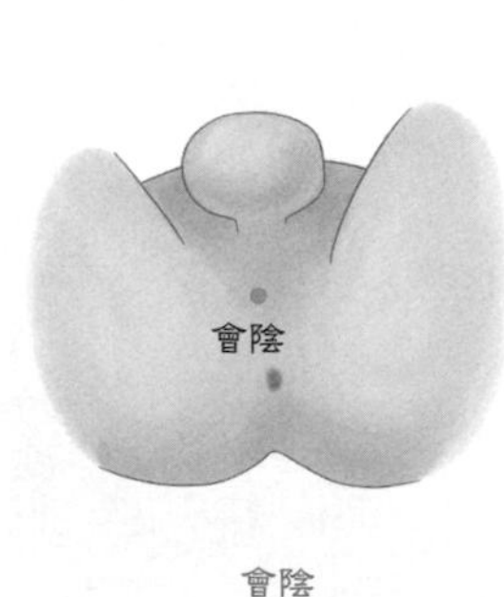

會陰

期間禁止性交。

加味水陸二仙袋：金櫻子十克，芡實二十克，生牡蠣十五克，白蒺藜十五克，蓮子肉十克，益智仁十克，共研細末，裝入棉布縫成的布袋中，縫嚴固定。令病人繫於腰部、肚臍、小腹、丹田處。

多管齊下，補腎強腎治陽痿

本文重點

- 腎陽虛型陽痿有什麼特點？如何治療？
- 腎陰虛型陽痿有什麼特點？如何治療？
- 驚恐傷腎型陽痿有什麼特點？如何治療？
- 效果很好的按摩療法。
- 陽痿的食療方案。
- 陽痿的外治方法。

許多朋友見面愛開玩笑：最近腎虛了吧！在大夥心目中的腎虛其實是指的陽痿了，性功能不行了。確實，陽痿是典型的腎虛，因為腎為先天之本，主性與生殖，主藏精，同時，腎為作強之官，作強，對男人而言，指的就是勃起功能。

陽痿可以說是男人的最痛，那究竟什麼算是陽痿呢？陽痿是指男子陰莖痿軟，不能勃起，或者勃起不堅硬，或者勃起時間短暫，不能完成性交的病症。在中醫的書籍裡面也有叫「陰痿」、「筋痿」的。腎虛導致的陽痿以腎陽虛和腎陰虛最為常見，下面分別進行簡單介紹。

腎陽虛型陽痿：陰莖萎軟，不能勃起，性慾淡漠，滑精，精液清稀冰冷，腰酸痛發涼，膝蓋軟弱無力，怕冷，四肢不溫，精神萎靡不振，小便清長，大便稀溏，舌質淡，苔薄白，脈沉細無力，無名指下的尺脈尤其虛弱。腎陽虛型陽痿的治療要用溫腎壯陽的方法，方劑可以選用右歸飲加減。具體藥物如下：熟地黃二十克，山藥十克，山茱萸十克，枸杞子十克，杜仲十五克，肉桂六克，制附子六克，巴戟天十五克，菟絲子十五克，仙靈脾三十克，炙甘草六克。每天一劑，水煎取六百毫升，分三次於飯前一小時溫服。也可以用同名的中成藥右歸丸，每次一丸，每天三次，淡鹽水送服。

腎陰虛型陽痿：陰莖容易勃起，但勃起不堅硬，不能完成性交；或一有性慾就遺精，有時夢中可勃起，但性交時不能勃起；兩眼乾澀不適，頭脹頭痛，急躁易怒，手心腳心發熱，心煩失眠，或有兩脅隱隱作痛，腰酸痛，膝蓋發軟，口乾不想喝水，舌質紅，或舌邊紅，舌苔少，或有薄黃苔，脈弦細而快。治療要用滋補腎陰為主，兼以瀉火潛陽的方法，方劑可以適用知柏地黃湯加減。具體如下：鹽炒知母十克，鹽炒黃柏十克，生地黃十五克，丹皮十克，澤瀉十五克，山藥十克，山茱萸十克，茯苓十五克，柴胡十五克，枳實十克，白芍十五克，炙甘草六克，枸杞子十五克，龜板三十克（先煎），每天一劑，水煎取六百毫升，分三次於飯前一小時溫服。也可以用中成藥知柏地黃丸，每天三次，每次六克，溫開水送服；加味逍遙丸，每天三次，每次六克，溫開水送服。

驚恐傷腎型陽痿：多有驚嚇史，逐漸導致陰莖不能勃起，神志不寧，膽怯易驚，常常在性交時膽怯加重，舌質淡，舌苔薄膩，脈弦細。驚恐傷腎型陽痿的治療要用補腎寧神的方法，方劑可以用大補元煎加減。具體藥物如下：熟地黃十五克，山藥十五克，山茱萸十克，枸杞子十五克，當歸十二克，黨參十五克，巴戟天十五克，肉蓯蓉十五克，酸棗仁十五克，夜交藤十五克，生龍骨三十克（先煎），生牡蠣三十克（先煎），柴胡十五克，炙甘草六克。每天一劑，水煎取六百毫升，分三次於飯前一小時溫服。

陽痿除了藥物治療以外，還有一個專用的穴位陽痿穴。陽痿穴的位置在命門穴上二吋半（即大拇指、中指、食指拉攏三個橫指的寬度）旁開一吋處，左右各一，共二個穴位。命門穴在肚臍水平線上的正後方，人體的後正中線上。陽痿穴可以針刺，也可以灸，也可以按摩。

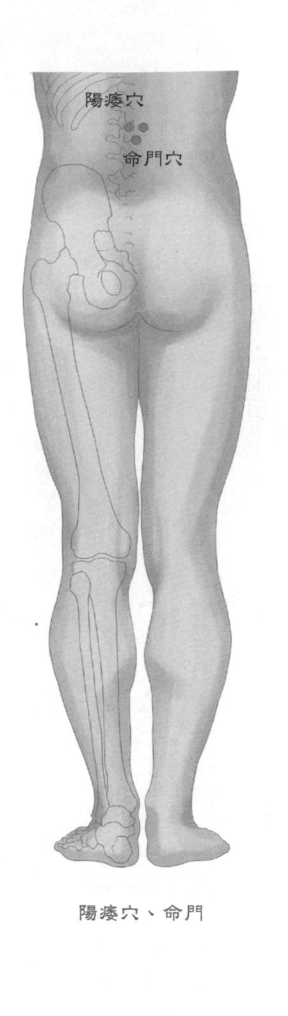

陽痿穴、命門

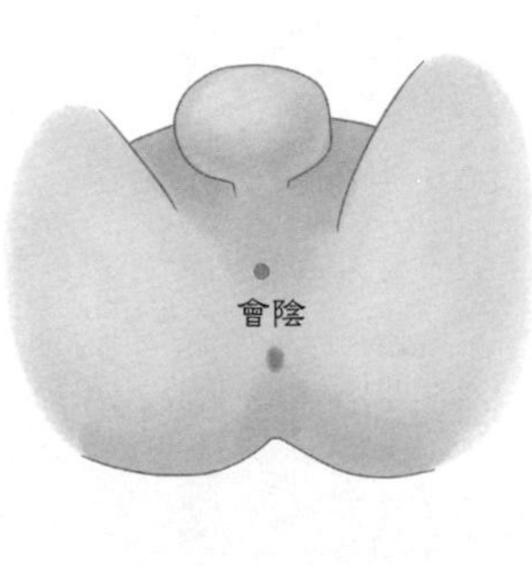

會陰

治療陽痿可以多種方法綜合使用，下面這套按摩療法的效果也不錯。具體步驟是：

第一步：點按會陰。搓熱手指，用溫暖的中指揉按肛門與前陰之間的會陰穴，每天揉按一百次。

第二步：摩擦腹股溝。先用一隻手將陰莖拉至一邊，另一隻手則在大腿至下腹部，摩擦三十六次。

第三步：拓、拽、推、揉、捻。

拓：仰臥，雙腳微屈，摒除雜念，放鬆，入靜，自然呼吸。先用左手食指、中指沿陰莖根部左側輕輕向上伸進，慢慢向四周探索、拓寬，使溝的寬度能並排放二～三指，深度齊中指的第二關節彎曲處，拓四～八次。再以相同方法拓右側，亦可雙手同時進行。

拽：以一手握住陰莖向上拽，手勁由輕到重，然後鬆手。如此一拽一放，做十六次。並集中意念，調節呼吸，拽時吸氣，鬆時呼氣。

推：右手握住陰莖慢慢向上拽，使陰囊接近腹股溝，左手則順勢推睪丸入溝。注意用力不要過猛，宜「推推令睪丸進入，鬆鬆令睪丸滑下」，如此反覆十次，應先左後右，先單後雙，方法同上。

揉：雙睪丸推入腹股溝後，用雙掌掌心或手指搗住，並輕輕在睪丸進入腹股溝內隆起處慢慢揉十六次。

捻：先捻陰囊，用拇指、中指捏住精索，輕輕捻動，要逐段捻，每段反覆數次，一般不超過三十二次。捻時用力不可過大，以微有酸脹感而無痛感為宜。再用拇指、食指捏住陰莖根部輕輕捻動，以略有酸脹感為度。

吃飯是每天必不可少的「工作」，既然這個「工作」必不可少，為什麼不在吃上下點兒功夫，做點兒保健藥膳，既享受了美味又調理了身體，何樂而不為呢？下面就介紹幾道對治療陽痿效果很好的藥膳，大家可以嘗試使用。

羊腎韭菜粥：元代太醫忽思慧就曾用羊腎韭菜粥為元仁宗調治陽痿。取羊腎一對，羊肉一百克，韭菜一百五十克，枸杞三十克，白米一百克。將羊腎對半切開，切成丁狀；羊肉、韭菜洗淨切碎。先將羊腎、羊肉、枸杞、白米放鍋內，加水適量，文火煮粥，待快煮熟時放入韭菜，再煮兩三沸，每日讓元仁宗食用。

豬腰煲杜仲：豬腰一個，杜仲三十克。將二味入砂鍋內加水，煲湯食用，隔日一次。

鹿角膠粥：鹿角膠十五克，白米一百克，生薑三片。將白米淘淨加水煮粥，煮沸後加入鹿角膠、生薑同煮為稀粥服用。

雀蛋蝦仁湯：雀蛋三個，蝦仁三十克。先煮蝦仁，後將雀蛋打破入湯中，煮熟後飲湯、食蛋及蝦仁。

清蒸鴿子：將鴿子去毛及內臟，洗淨，入蒸鍋內加水及少許料，蒸熟後食肉飲湯。

再推薦幾個療效不錯的外治法。

熏洗法：蛇床子、百花窠各六十二克，零陵香、藿香各三十一克，共為粗末，每

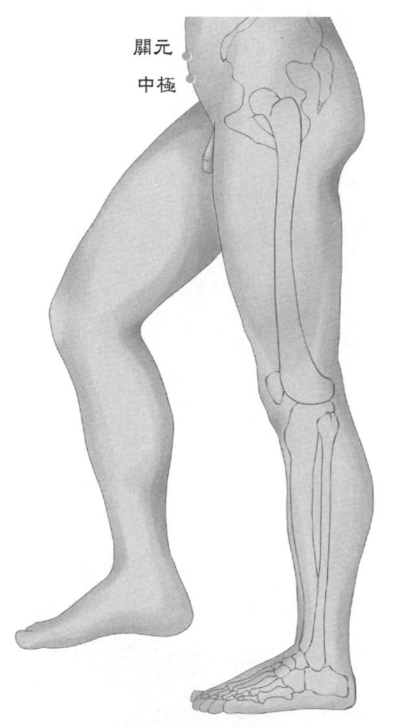

關元、中極

天臨睡前取藥末十八克，水五升，煮五沸，熏洗前陰部。

熱敷法：大蔥白帶鬚三根，洗淨後搗爛，加入肉桂末五克，炒熱後用薄白棉布包好，熱敷關元、中極兩穴，每天一次，以不燙傷皮膚為度。

起陽帶：巴戟天、仙靈脾、葫蘆巴、金櫻子各十克，柴胡六克，陽起石十二克。上藥共研細末，做成藥帶，令病人繫於肚臍或小腹，日夜不去。

滋陰瀉相火，治療陰虛型陽強

本文重點

- 導致陽強的原因是什麼？
- 陰虛導致的陽強有什麼特點？有什麼好用的藥方？
- 幾個治療陽強的外治法。

陽強和陽痿正好是相反的，陽痿是陰莖不能勃起，而陽強則是陰莖持續勃起不能疲軟。陽強在古代醫書中也叫「強中」、「筋疝」、「陰舉不衰」等，西醫稱為「陰莖異常勃起」。

陽強的原因比較複雜，比如說可能因為肝經濕熱引起，也可能因為外傷引起，但最常見的原因是腎陰虛導致的陰虛陽亢證。陰虛陽亢證的陽強的主要症狀有：性慾亢進，陰莖容易勃起，長時間性交不射精，陰莖不疲軟，同時有陰莖和睾丸脹痛，腰酸痛，膝蓋發軟，手心腳心發熱，心煩失眠，頭暈耳鳴，小便短黃，大便偏乾，舌鮮紅，舌苔少，脈搏弦細而快。陰虛陽亢型陽強的治療要用滋補腎陰、瀉相火的方法，方劑可以選用知柏地黃湯加減。具體如下：知母十克，黃柏十克，生地黃十五克，丹皮十克，山藥十克，山茱萸十克，茯苓十五克，澤瀉十五克，柴胡十五克，白芍十五克，生甘草六克，玄參十五克。每天一劑，水煎取六百毫升，分三次於飯前一小時溫服。

除了中藥治療，也可以嘗試外治法。

皮硝握法：取皮硝六十克，分握兩手心，緊握三十分鐘，任其自然融化，每天二次。

芒硝熱敷法：取芒硝一百克，炒熱後以白棉布包好，熱敷關元（人體腹部前正中線上，臍下三吋，即除大拇指外四橫指的距離）、中極（關元下一吋，即大拇指的寬度），每天二次，每次三十分鐘。

縮陰擦餅：水蛭九條（陰乾），麝香三克，蘇合香三克，共為細末，和蜜少許為餅，以餅擦左腳心。

外敷法：鮮絲瓜汁（或鮮絲瓜葉搗取汁），調五倍子細末三十克，如意金黃散一百二十克，調成糊狀，塗敷於陰莖、陰囊與會陰部，用紗布包纏，一日二次。

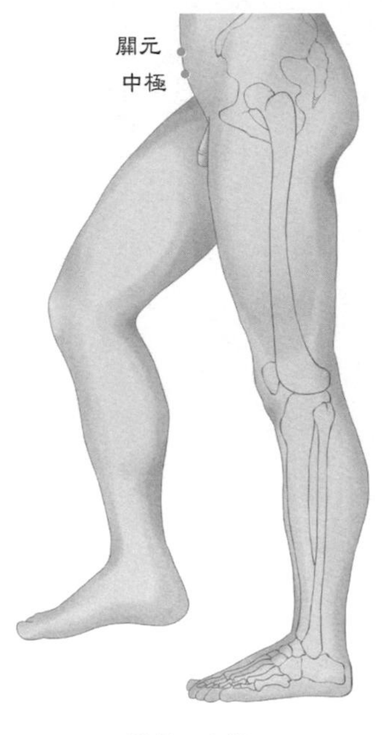

關元、中極

辨清病因，有的放矢治血精

本文重點

- 陰虛火旺型血精的表現有哪些？如何治療？
- 脾腎氣虛型血精的表現有哪些？如何治療？
- 治療血精的按摩方法。
- 治療血精的坐浴方法。

血精，是指男子精液呈粉紅色，或精液中挾有血絲的病症。在古典醫籍中也稱為精血、精中帶血。

血精是因為各種原因導致腎陰虛，陰虛會導致火旺，火旺一方面可以迫血妄行，另一方面火旺會灼傷血絡，引起出血。所以陰虛火旺是血精最常見的證型。主要症狀有：精液呈紅色，質地黏稠，伴有射精疼痛，陰部墜脹不舒服，性慾亢進，夢多遺精，腰部酸痛，膝蓋發軟，手心腳心發熱，頭暈耳鳴，口乾咽燥，舌質紅，舌苔少，或有薄黃苔，脈搏細而快。治療要用滋陰降火、涼血止血的方法，方劑可以選用大補陰丸加減，具體如下：知母十克，黃柏十克，龜板三十克（先煎），生地黃十五克，丹皮十克，旱蓮草十五克，女貞子十五克，白茅根三十克，生甘草六克。每天一劑，水煎取六百毫升，於飯前一小時溫服。

除了上述方藥，還有以下方法可以選用：

大小薊各十五克，藕節十五克，水煎服。

旱蓮草、茜草各十五克，紅棗五枚，水煎服。

鮮竹葉、白茅根各十克，放保溫杯中，以沸水沖泡，蓋三十分鐘，代茶頻飲。

鮮綠豆芽五百克榨汁，加白糖適量，代茶飲，不拘量。

血精還有一種原因，是脾腎氣虛，因為脾虛不能攝血，腎虛不能固攝，血液妄行，而出現血精。所以這種證型叫「脾腎氣虛證」，主要症狀有：精液呈紅色，或精液中帶有血液，血色淡紅，性慾減退，形體消瘦，神疲乏力，食慾不振，性交之後出汗疲勞，舌質淡苔白，脈搏虛弱無力。脾腎氣虛型血精治療要用健脾益腎、補氣固攝的方法，方劑可以選用補中益氣湯加減，具體藥物如下：炙黃耆十五克，黨參十五克，白朮十克，陳皮十克，升麻六克，柴胡十克，菟絲子十五克，寄生十五克，川斷十五克，龍骨三十克（先煎），蒲黃六克，炙甘草六克。每天一劑，水煎取六百毫升，於飯前一小時溫服。

脾腎氣虛型血精除以上述方藥外，還可以用以下方法：

人參、黃耆各等分，鮮白蘿蔔一個。將人參、黃耆研末，白蘿蔔切片（蜜炙）。用蘿蔔片蘸人參、黃耆末吃。

蠶蛾二枚，陰乾，研末；黑參三克，研末。用米湯調服，每天一次服完。

黃耆三十克，桂心六克，共為細末，每次三克，每天三次，黃酒送服。

穴位按摩也是日常輔助治療血精的好方法，不管哪種類型的血精都可以按摩以下穴位：

命門：正對著肚臍的人體後正中線上。

三陰交：三陰交在小腿內側，內踝尖上三吋（即四橫指的距離），脛骨內側緣後方。取穴時正坐，從內踝尖直向上量取四橫指，食指上緣所在的水平線與脛骨後緣的交點就是三陰交，雙側各一穴。

可以做穴位按摩，先以拇指指尖對穴位進行衝出式的點按，以穴位有酸麻脹的感覺為度，然後用拇指指腹進行揉按，每次十分鐘。

命門

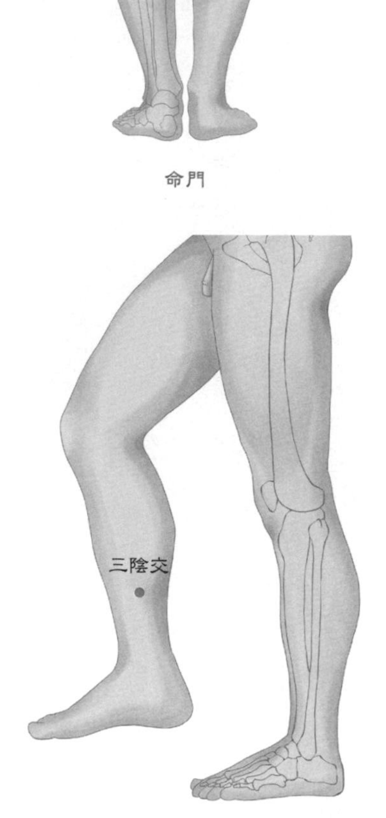

三陰交

患有血精問題的朋友也可以嘗試坐浴，方法如下：

金銀花十五克，連翹十五克，蒲公英十五克，地丁十五克，赤芍十五克，丹皮十克，乳香十五克，沒藥十五克，桃仁十克，紅花十五克。水煎，熏洗陰部，七天為一療程，休息三天，再繼續坐浴。

找準證型，治癒不射精並不難

本文重點

- 心腎不交型不射精的辨別及治療方法。
- 腎虛肝鬱型不射精的辨別及治療方法。
- 腎陽虛衰型不射精的辨別及治療方法。
- 治療不射精的幾個小驗方。

施先生家住甘肅農村，已經三十歲了，結婚六年了，至今沒有孩子，全家人都著急，專程從甘肅找我看病。施先生的問題是結婚以後，每次性交都不射精，但是平時卻經常在夢中遺精，陰莖勃起正常，每次性交時間也很長，就是不能射精，有時急得用手擠壓陰莖也無濟於事。就診的時候，施先生的症狀有：身體消瘦，面色沒有光澤，頭暈目眩，心煩失眠，脾氣急躁易怒，舌質紅，苔薄黃，脈搏弦細而快。辨證屬於腎陰虧損，虛火妄動，治療宜用滋補腎陰、清熱瀉火的方法，方劑可以選用知柏地黃湯加減，具體如下：知母十克，黃柏十克，生地黃十五克，山茱萸十克，山藥十克，茯苓十五克，澤瀉十五克，丹皮十克，菟絲子三十克，枸杞子十五克，柴胡十五克，黃芩十克，酸棗仁十五克，七劑，每天一劑，水煎取六百毫升，分三次於飯前一小時溫服。服藥七天後性交時有少量精液溢出，繼服七劑，性交時可以正常射精，不久其妻子懷孕，全家人喜不自勝，專程又來北京謝我。

不射精，是指男子有性慾，陰莖可以勃起，但是性交時不射精，沒有精液排出，也沒有性快感。也有人將不射精稱為「精瘀證」。

腎為先天之本，主藏精，主性與生殖，這是我們已經熟悉的概念，不射精是精液不能排泄，顯然與藏精是相反的概念。不射精是精液的排泄障礙，《黃帝內經》中說：「腎者，主水，受五臟六腑之精而藏之，五臟盛乃能瀉。」腎中所藏的精氣，一方面來源於先天父母，一方面來源於五臟從飲食中吸收的精微物質，經過五臟的化生，變成精氣而藏於腎中。腎中精氣旺盛導致精液充盛以後自然要排泄，所以精的藏與瀉都是與腎有關的。正常男性，性發育成熟以後會產生性慾，其實性慾是指性交的慾望和排泄的慾望，性快感是因為射精而帶來的，沒有射精就沒有性快感，不射精其實是男性的性快感缺失，是性功能障礙的一種表現形式，最常見的原因也是腎虛。

上述施先生的證型是最常見的證型，叫「心腎不交證」，其症狀、治療、方藥都可參考。此外，還可以見到的證型有下面幾種：

腎虛肝鬱型不射精。主要症狀：性慾比較旺盛，陰莖持續勃起，長時間性交而不射精，性情抑鬱，或者表現為急躁易怒，胸悶不舒，愛嘆長氣，腰部酸痛，膝蓋發軟，口苦咽乾，頭暈目眩，舌質淡紅舌苔白，脈搏弦無名指下的尺脈很弱。治療要用補腎疏肝解鬱的方法，方劑可選用益腎疏肝湯加減。具體如下：柴胡十五克，白芍十五克，熟地黃十五克，鬱金十五克，菟絲子十五克，枸杞子十五克，茯苓十五克，枳殼十克，王不留行籽三十克，炙甘草六克。每天一劑，水煎取六百毫升，分三次於飯前一小時溫服。

腎陽虛衰型不射精。主要症狀：性慾淡漠，陰莖雖然能勃起，但性交一會兒就萎軟，不射精，腰部疼痛發涼，膝蓋發軟，怕冷，手腳不溫，精神不振，頭暈乏力，夜尿多，或尿頻而清長，舌質淡嫩，苔薄白，脈搏弱沒有力量，無名指下的尺脈尤其虛弱無力。治療要用溫補腎陽的方法，方劑可以選用右歸飲加減。具體如下：熟地黃十五克，山藥十克，山茱萸十克，枸杞子十五克，菟絲子十五克，巴戟天十五克，仙靈脾十五克，仙茅十五克，杜仲十五克，肉桂六克，制附子六克。每天一劑，水煎取六百毫升，分三次於飯前一小時溫服。

除了上述治療方法以外，還有幾個小驗方可以試用：

麝香零點三克，敷肚臍。

菖蒲、遠志各十克，水煎服。

急性子十克，紅棗三百克，水煎，分四次服。

性交疼痛惹人煩，幾服湯藥保平安

本文重點

- 腎虛肝鬱型性交疼痛的辨別及治療方法。
- 濕熱下注型性交疼痛的辨別及治療方法。
- 氣滯血瘀型性交疼痛的辨別及治療方法。
- 輔助治療性交疼痛的幾個特效穴位。
- 輔助治療性交疼痛的兩個食療方。

佟先生二十八歲，新婚，每次性交時陰莖和小腹疼痛，然後出現咽乾口燥，口渴必須馬上喝水，約半小時後才能慢慢緩解。平時性情急躁，愛發脾氣，舌質紅苔少而且乾燥少津，脈搏的兩手無名指下的尺脈沉細，左手的中指下的關脈弦。兩手的尺脈是腎脈，尺脈沉細，是腎陰虛的表現，尺脈沉是腎虛的表現，細是陰虛的表現，舌質紅苔少而乾燥，都是陰虛的特徵，左中指下的關脈是肝脈，肝脈弦是肝氣鬱結的表現。綜合辨證屬於腎陰虛損，肝氣鬱結，治療要用滋補腎陰、疏肝解鬱的方法，方劑可選用六味地黃湯合四逆散加減。具體如下：生地黃十五克，山藥十克，山茱萸十五克，茯苓十五克，澤瀉十五克，柴胡十五克，枳實十克，白芍十五克，炙甘草六克。每天一劑，水煎取六百毫升，分三次於飯前一小時溫服。治療半個月，性交疼痛消失。

性交疼痛，是指男性在性交的過程中出現陰莖、會陰部、小腹部疼痛為主要特徵的病症，主要與腎虛有關。上面的病例是最常見的證型，即腎虛肝鬱型，該類型性交疼痛的治療方法和方藥可以參考運用。性交疼痛除了有腎虛肝鬱型外，還有以下兩種證型也可能見到，簡單介紹如下：

濕熱下注型性交疼痛，主要表現為：性交時陰莖及陰部疼痛，小腹脹悶，陰部潮濕，小便黃短混濁，口苦口黏，腰酸脹，舌質紅，舌苔黃膩，脈弦而快。治療要用清利肝膽濕熱的方法，方劑可以選用龍膽瀉肝湯加減，具體如下：龍膽草十五克，炒梔子十克，黃芩十克，柴胡十克，生地黃十克，車前子十包，木通六克，當歸十克，土茯苓十五克，白花蛇舌草三十克，生甘草十克。每天一劑，水煎取六百毫升，於飯前一小時溫服。

氣滯血瘀型性交疼痛，主要表現為：性交時陰莖、睪丸或小腹疼痛，甚至劇烈疼痛，難以忍受，精神痛苦，腰痛，舌質暗紅或有瘀點，脈弦或沉澀。治療要用疏肝理氣、活血化瘀的方法，方劑可以選用少腹逐瘀湯加減。具體如下：炮乾薑十克，當歸十二克，炒小茴香十克，炒蒲黃十克，五靈脂十克，肉桂六克，赤芍十五克，枸杞子十五克，柴胡十克，生甘草六克。每天一劑，水煎取六百毫升，分三次於飯前溫服。

不管哪種證型的性交疼痛，都可以對以下幾個穴位進行穴位按摩：

中極：肚臍下四吋（一隻手五橫指寬的距離）。

三陰交：三陰交在小腿內側，內踝尖上三吋（即四橫指的距離），脛骨內側緣後方。取穴時正坐，從內踝尖直向上量取四橫指，食指上緣所在的水平線與脛骨後緣的交點就是三陰交，雙側各一穴。

可以做穴位按摩，先以拇指指尖對穴位進行衝出式的點按，以穴位有酸麻脹的感覺為度，然後用拇指指腹進行揉按，每次十分鐘。

下面的兩個食療方，大家可以酌情使用：

方一：玄胡二十克，雞蛋二個。加水同煎，蛋熟後去殼，再煮片刻去滓，吃蛋喝湯。

方二：二百五十克左右鱉一隻，去內臟洗淨，與旱蓮草二十克，女貞子二十克，生地黃二十克同煮，待肉爛鱉甲脫落後，去藥渣，加少許調料與鹽，吃肉喝湯，二天一劑。

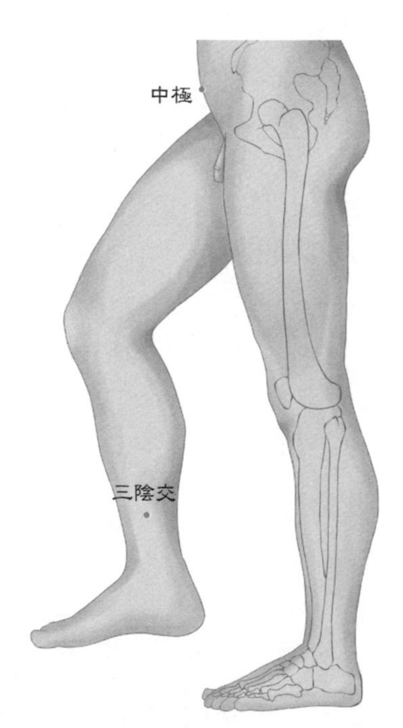

中極、三陰交

第六章 女人的腎虛

為什麼說女人也會有腎虛問題？
「熊貓眼」、黃褐斑等美容問題如何從補腎的角度治療？
女性如何解決自慰過度引起的種種身體不適？
女性不孕的治療方案。
月經、帶下問題的辨證治療對策。
更年期症候群的根本性調治方案。

腎虛不是男人的專利，女人也要關愛腎

本文重點

- 《黃帝內經》中關於女人生命節律的記載。
- 女人的腎氣旺盛，會有哪些表現？

前幾天，朋友一塊兒吃飯，幾位帥哥說美女們迴避一下行不行，我們腎虛要讓肖教授看看。好像腎虛是男人的專利，與女人沒有關係。

這種場面很常見，帥哥的意思大家都明白，就性功能不太好。但是這是一種錯誤的概念：第一，腎虛不僅僅是性功能不好；第二，即使腎虛只是性功能不好，也不僅僅是男人會有性功能不好，女人同樣有性功能不好。可以這麼認為，女人不僅會有腎虛，還會有比男人更多的腎虛，如月經、帶下、懷孕、生產這些就是男人沒有的，而這些無一例外都與腎有關。這在《黃帝內經》中有明確的記載：「女子七歲，腎氣盛，齒更髮長；二七而天癸至，任脈通，太衝脈盛，月事以時下，故有子；三七腎氣平均，故真牙生而長極；四七筋骨堅，髮長極，身體盛壯；五七陽明脈衰，而始焦，髮始墮；六七三陽脈衰於上，而皆焦，髮始白；七七任脈虛，太衝脈衰少，天癸竭，地道不通，故形壞而無子也。」（《素問·上古天真論篇第一》）女人的一生都是由腎氣主宰的，牙齒、頭髮、月經、性功能、生殖能力、身材、面容等，都是隨著腎氣的變化而變化的，潔白的牙齒、濃密的秀髮、嬌好的面容、規律的月經、旺盛生育能力、性感的身材等，都是腎氣旺盛的表現；牙齒焦黃稀疏甚至脫落、頭髮焦黃花白甚至脫落、月經紊亂甚至閉經、性慾減退甚至性功能喪失、懷孕困難甚至不孕、面容憔悴甚至長斑、身材臃腫甚至變形等，這些問題都是腎虛的結果。

因此，男人要更加關愛女人，女人也要更加關愛腎。

腎虛導致「熊貓眼」，補腎能治黑眼圈

本文重點

- 為什麼說黑眼圈與腎虛有關？
- 腎陽虛型黑眼圈的辨別及治療方法。
- 腎陰虛型黑眼圈的辨別及治療方法。
- 好學易用的輔助治療黑眼圈的小方法。

郭女士戴著大大的墨鏡來找我看病，我問她，是不是有點縱慾呀？她不好意思地笑了。原來郭女士的先生出差一段時間，剛回來，小別勝新婚，夜夜纏綿，如膠似漆，幾天下來，郭女士身體受不了了，眼圈發黑，狀如熊貓眼。郭女士的媽媽看過我在北京衛視《養生堂》的節目，我講過眼圈發黑，熊貓眼是腎虛的表現，郭媽媽就讓女兒到平心堂來找我。郭女士除了熊貓眼以外，還有腰痛、疲勞、怕冷，手腳發涼，大便不成形，舌頭比正常人要淡，舌頭上面有白苔，脈象比較沉，也比較緩慢，這些都是腎陽虛的特徵，給她開了中成藥龜齡集，並告訴她要節慾，適當休息，服藥二週，黑眼圈大致消失，不需要戴墨鏡了。

眼圈發黑和面色發黑、皮膚發黑的性質相似，都是腎虛的特徵性表現。五色中的青、赤（紅）、黃、白、黑的五行配屬為木、火、土、金、水，五臟中的肝、心、脾、肺、腎的五行配為木、火、土、金、水，五色中的黑色和五臟中的腎的五行屬性都是水，黑色和腎是同類項，所以《黃帝內經》認為「黑屬腎」，「腎色黑」。凡是眼圈黑、面色黑、或皮膚黑，是腎虛的表現。

黑眼圈的治療並不是千篇一律的，需要辨證論治。上面的例子是腎陽虛型的，應該採取的方法是溫補腎陽法。如果在眼圈發黑的同時，還有五心煩熱（手心、腳心、心口）、潮熱（像潮水一樣一陣一陣地發熱）盜汗（睡著了出汗，像小偷一樣，所以叫盜汗）、咽乾口燥、大便偏乾、小便短黃、舌頭比正常的人要紅、舌頭上苔比較少、脈搏摸上去很細、很快，這是腎陰虛證，治療要用滋補腎陰的方法，比較常用的中成藥是六味地黃丸。

除了服用補腎的藥物，還有一些輔助性的方法大家也可以一試。

熱雞蛋按摩：將雞蛋煮熟去殼，用毛巾包住，合上雙眼，用溫熱的雞蛋按摩眼睛四周，可加快血液循環，有助於黑眼圈的消除。

蘋果片敷眼：蘋果洗淨切片敷眼，十五分鐘後用清水洗淨。

馬鈴薯片敷眼：馬鈴薯洗淨去皮，切成二毫米的片敷眼五分鐘後，用清水洗淨。

茶葉包敷眼：將泡過的茶葉壓去汁，用紗布包後敷眼，每次十五分鐘。

腎氣轉衰易生黃褐斑，應從根上調治

本文重點

- 為什麼女人在三十歲後易長黃褐斑？
- 具有調理黃褐斑功效的兩款食譜。
- 能夠祛斑美容的食物。

三十五歲的郭女士真是一位幸福的女人，自己有體面的工作，先生事業有成，婚姻美滿，身材很好，兒子又乖又上進。沉浸在幸福中的郭女士最近出現了面子問題，臉上長了黃褐斑，黑黃黑黃的，難看極了，心情很鬱悶。郭女士看了我在北京衛視的節目《養生腎為本》，我說了面色黑與腎虛有關，她認為自己也屬於面色黑了，到平心堂來找我看病。除了臉上的斑以外，郭女士還有手心腳心發熱，有時候頭暈，耳朵響，口乾，心情鬱悶，煩躁，有時候胸部脅下乳房脹痛，稍微有些口乾，大便比較困難，舌頭比正常的人要紅一些，舌頭根部有薄黃的苔，摸摸脈，比較快，比較細。我給郭女士開了兩種中成藥：知柏地黃丸和加味逍遙丸，兩種藥都是每天三次，每次六克。服藥一週，黃褐斑和症狀都明顯減輕，堅持服藥一個月，黃褐斑沒有了，身體也好了，心情也好了。

很多女人，過了三十歲，就發現兩頰漸漸地飛上了「蝴蝶」，黑色或褐色的斑點密布臉頰，看起來就像蝴蝶的翅膀，這就是我們常說的黃褐斑，也稱為「蝴蝶斑」。

為什麼女人在三十歲以後易長黃褐斑呢？女人的一生以七為單位分成不同階段，七歲腎氣逐漸旺盛，十四歲腎氣成熟，二十一～二十八歲是女人一生腎氣最旺盛的時期，三十五歲以後腎氣開始衰減，也就是說三十五歲是女人腎氣由盛轉衰的轉折點，這段時期，女人出現自然衰老的徵象，其中最常見的表現就是面色憔悴、長斑。長斑的本質就是色素沉著在皮膚，面色變得越來越黑。而黑是腎的顏色，面色變黑是腎虛的表現。青、赤、黃、白、黑五色與五行的配屬為木、火、土、金、水，肝、心、脾、肺、腎五臟與五行的配為木、火、土、金、水，黑色和腎的五行屬性都屬水，黑是腎的顏色，《黃帝內經》認為「腎色黑」。

黃褐斑的防治應從日常做起，飲食調理效果就不錯。

黑木耳紅棗湯：黑木耳、紅棗各適量。將黑木耳洗淨，紅棗去核，加水適量，煮半小時，每天早、晚各服用一次。經常服食，可以祛斑駐顏，健美豐肌。

黃瓜粥：鮮嫩黃瓜一根，白米一百克，精鹽和生薑各少許。將黃瓜洗淨，去皮心後切成薄片，白米淘洗乾淨，生薑洗淨拍碎後待用。鍋內加水一千毫升，加入白米和生薑末，大火燒開後，改用小火慢慢煮至米爛時加入黃瓜片，再煮至湯稠，加精鹽調味即可。每天食用二次，可以潤膚、祛斑、減肥。

能夠祛斑美容的食物有銀耳、荔枝、櫻桃、薏苡仁等。

銀耳含有豐富的膠質，可以吸收大量的水分，有潤膚、除皺、祛斑、抗衰老的功效；銀耳還可能幫助女人清除體內的毒素和廢物，輕身養顏。常食銀耳，可以使肌膚嫩白光滑。

荔枝含有豐富的維生素，能夠增強皮膚的抗氧化能力，促進皮膚的血液循環，可以防止長斑，保持皮膚光滑細嫩。常食荔枝還能提高人體的免疫功能，幫助女人增強抗病能力。

櫻桃含有蛋白質、糖、磷、β胡蘿蔔素、維生素C等營養元素，常用櫻桃汁也能美容養顏。

過度自慰易引起腎虛

本文重點

- 龜齡集和加味逍遙丸醫好了小葛的難言之隱。
- 女性自慰的是是非非。

小葛拿著我的書《養生腎為本》來平心堂找我看病，她說您在書中說的腎虛的症狀我好像都有，非常疲勞，整天無精打采，腰酸痛，腿軟，注意力不能集中，記憶力嚴重減退，性慾減退，沒有性高潮，怕冷，手腳發涼，心情也不好。她說，我知道我的病根，就是長期頻繁的自慰。雖然結了婚，但是和先生做愛的時候沒有性高潮，在自慰的時候可以達到性高潮。我給她開了龜齡集和加味逍遙丸，並要她控制自慰，每天慢跑一小時。一週後來複診，病情明顯見好，心情也好了很多，按照上述方法治療三個月，完全恢復了健康。

小葛腎虛的症狀很明確，原因也很清楚，需要進行補腎治療。小葛在腎虛的同時，有怕冷、手腳發涼，是腎陽虛的表現，需要用溫補腎陽的藥，龜齡集是具有溫補腎陽功效的中成藥，而且很安全，服用也方便，是膠囊製劑，每天早上空腹用淡鹽水送服二粒就行。因為她還有心情不好的問題，所以用了加味逍遙丸，加味逍遙丸是疏肝解鬱的，專治心情鬱悶，每次服六克，一天服二次就可以。

像小葛這樣被自慰困擾的人還真不少。自慰為什麼會導致腎虛呢？過度頻繁的自慰和縱慾的性質是一樣的，縱慾會傷腎，自慰當然也會傷腎，是因為腎主性與生殖，縱慾和自慰過度會損傷腎主性與生殖的功能，導致腎虛。

女性沉迷於自慰的原因就是因為自慰帶來的性快感和性高潮，而性快感和性高潮需要消耗大量的能量，無論是自慰還是性交，獲得性高潮後都會有疲勞的感覺。長期頻繁地自慰會透支身體，降低體質，因此而產生許多虛弱的症狀。長期頻繁地自慰對陰蒂局部的刺激遠遠強於性交時產生的刺激，婚後在性交時難以達到性高潮，會對性交失去興趣，造成性冷淡。長期頻繁地自慰使性器官的敏感性降低，從而大大提高了性刺激的閾值，女性的性反應本來就慢，正常性交時往往達不到女性自慰時的刺激量，男方已經射精了，女性還沒有達到性高潮，女性被喚起的慾望只有再次借助自慰而得到滿足，形成惡性循環。女性從正常的性交中達不到性高潮，也就是正常性交的性高潮缺失。因此長期頻繁地自慰，會導致性冷淡和性高潮缺失。因為性生活的不協調，進而影響夫妻感情和關係。自慰對身體的傷害還來自於內心的衝突，很多女性認為自慰是淫蕩、下流、不貞的行為，但是又無法拒絕自慰所帶來的性快樂，整天處於自卑、自責、焦慮的狀態，進而影響食慾、工作、睡眠，而出現疲勞、腰痛、記憶力減退、性慾減退、注意力不能集中等典型的腎虛的症狀。

其實，自慰並不是萬惡之源。調查發現，百分之六十三的女性和百分之九十四的男性都有自慰的經歷，顯然，在這些有自慰經歷人中，絕大多數是正常的，沒有因為自慰而影響身體。著名的學者威廉．麥斯特（William Masters）和維吉尼亞．強生（Virginia Johnson）通過實驗研究證實，自慰時所發生的生理變化和正常性交時所發生的生理變化沒有什麼不同，沒有對人體造成額外的損傷。相反的是，自慰是最安全、最不會對社會和他人造成損害的解決性飢渴和緩解性緊張的方式。因為並不是所有的人在性緊張的時候都有合適的性伴侶能通過正常的性交來解決。青少年從性發育成熟到獲得正常的性交都有一段漫長的時間，而且這一段時間恰恰是性慾最旺盛的時間。一般而言，女性十四歲，男性十六歲，性發育就成熟了，而法定的結婚年齡是女性二十歲，男性二十二歲，這就有了矛盾。未婚而已經性成熟者、已婚而分居者、已婚而喪偶者等人群，有了性衝動，自慰是方便、安全的解決方法。不僅如此，自慰還可以用來治療性功能障礙，如女性的性高潮障礙等。所以，偶爾的、或者有節制的、規律的自慰是有益無害的，最起碼也是無害的。自慰不是邪惡的事，有過自慰也不必自責和焦慮。

但是，凡事都必須有度，過度就會造成傷害。吃飯是多麼重要的事，暴飲暴食也會致病，甚至喪命。對有性繁殖的生物來說，性交都是重要的事，縱慾會傷身體，會傷腎也是眾所周知的。所以長期頻繁地自慰和縱慾的後果是相同的，是導致腎虛的重要原因，一定要引起高度重視。出現了腎，及時進行補腎治療。

告別不孕症，享受完整幸福的家

本文重點

- 李小姐的不孕症是如何治好的？
- 治療不孕症的中成藥。

李小姐已經三十二歲了，結婚八年，還沒懷上孩子，全家人都著急，她的朋友也是不孕症，找我治療後已經生孩子了，所以介紹她也來平心堂找我看病。李小姐月經初潮的年齡是十七歲，偏晚；月經週期五十～六十天，顯然是比正常人延長了一倍；月經量很少，經期持續二～三天，月經顏色淡紅或暗紅；小腹隱隱作痛，腰酸痛，膝蓋發軟，怕冷，手腳發涼，食慾不振，很疲勞，小便清長，脈象很細很弱，舌質比正常人淡，舌苔薄白。

我又看了她和她丈夫的西醫檢查結果。診斷性刮宮病理報告：月經期子宮內膜腺體分泌不良；輸卵管通氣試驗：通暢；丈夫精液檢查：正常；婦科檢查：外陰陰道正常，宮頸光滑，子宮前位，核桃大小，活動質地均正常，雙側附件無異常。

經過綜合判斷，我認為李小姐屬於典型的脾腎虧虛，氣血不足，治療要用益腎健脾、補氣養血的方法。方用毓麟珠加減（熟地黃十五克，白芍十二克，川芎六克，香附十五克，紅參十克，炒白朮十克，炙甘草六克，鹿角霜十克，枸杞十五克，川斷十五克，巴戟天十五克，川椒五克），七劑。每天一劑，水煎取六百毫升，分三次於飯前一小時溫服。一週後複診，精神明顯好轉，食慾增加，怕冷減輕，手腳開始暖和。改用中成藥育宮片治療，每天三次，每次六片，淡鹽水送服。堅持治療半年，身體強壯，月經正常，週期三十天，經期五天，經量、顏色正常，面色紅潤。一年後，生了個胖小子，全家都高興了。

生育年齡的婦女，婚後同居二年以上，有正常的性生活，沒有採取避孕措施而不孕者，就是不孕症。從來沒有懷過孕的為原發性不孕；曾經生育或流產，以後再沒有懷孕的為繼發性不孕。

因為腎為先天之本，主性與生殖，所以不孕首先是腎的問題。懷孕是腎氣充盛，精血充沛，任脈通，衝脈盛，月經正常，才具備了受孕的條件。所以不孕以補腎為主。雖然腎虛是不孕的共同機理，但每個人的具體情況會有區別，選方用藥不完全一樣，醫生會區別對待。

受孕是一個複雜的過程，凡是不孕症的患者都要進行全面的檢查，丈夫也要進行檢查，以排除因為男方的原因導致的不孕。對於檢查沒有器質性病變的患者，有些中成藥可以選用。

鹿茸膠：由阿膠、鹿茸組成。功能益腎填精，用於腎陽虛衰，精血不足引起的腰膝酸軟，宮寒不孕等。規格：每塊重六克。用法用量：三～五克，烊化兌服或入湯劑。

調經促孕丸：補腎健脾，養血調經。用於脾腎陽虛引起的經血不調，經期不準，月經過少，久不受孕。用法用量：口服，每次五克（五十丸），一天二次，自月經週期第五天起連服二十天；無週期者每月連服二十天。連服三個月。

治癒習慣性流產

本文重點

- 歐陽女士生了一個胖小子。
- 習慣性流產的根源是腎虛。
- 習慣性流產患者可選用的中成藥。
- 習慣性流產患者可選用的具有調理功能的食物。

歐陽女士結婚八年，懷孕四次，每次都是到三個月左右孩子流產，先生家三代單傳，公公婆婆都快急瘋了，先生也整天悶悶不樂，歐陽女士也愁壞了，如果不能給先生生個一男半女，怎麼對得起疼愛自己的公婆和先生？來找我也是死馬當做活馬醫了，實在不行就只能忍痛結束這段婚姻，讓先生另娶，總不能讓先生家斷了後。歐陽女士的遭遇確實值得同情。

歐陽女士從小身體比較弱，十六歲才開始來月經，屬於那種弱不禁風的嬌美人。二十二歲結婚，每次懷孕到三個月左右，出現腰酸，小腹下墜，然後陰道出血，胎兒流產。還有頭暈耳鳴，小便次數多，怕冷，手腳發涼，舌質比正常人淡，舌苔薄白，脈搏沒有力量，需要用力按才能摸到。這是典型的先天不足，腎氣虛弱，要先強壯腎氣，補足先天，然後再懷孕。用補腎固衝丸調理。

具體如下：菟絲子二百四十克，熟地黃一百五十克，黨參、阿膠各一百二十克，白朮、續斷、鹿角霜、巴戟天、杜仲、枸杞子各九十克，當歸六十克，紅棗（去核）五十枚，砂仁十五克，將上述藥物加工成小蜜丸，每次服六克，每天服三次，月經期間停服，共服四個月。經過四個月的治療，歐陽女士身體強壯，面色紅潤，精力充沛，所有的症狀都消失了，囑其停藥二個月以後再懷孕。歐陽女士第五次懷孕，過程很順利，足月生了一個胖小子，全家喜不自勝。

連續三次以上，在懷孕二十週以前自然流產為習慣性流產，中醫叫「滑胎」。習慣性流產的發生率為百分之一，就是每一百對夫婦中有一對可能發生習慣性流產。導致習慣性流產的原因很複雜，但根源是腎虛。腎為先天之本，主藏、主性與生殖、生長發育。腎虛則生殖過程不能完成，胎兒的生長發育有障礙；腎主藏，具有固攝作用，腎虛不能固攝胎兒，所以容易發生流產。所以習慣性流產的治療以補腎固攝為主，恢復了腎的功能，習慣性流產才能治好。習慣性流產最好是找專科醫生治療，也有一些中成藥可以選用。

孕康口服液：其藥物組成為白芍、補骨脂、當歸、山藥、續斷。具有補腎健脾，養血安胎的功效，主治腎虛和氣血虛弱型習慣性流產。每次二十毫升，每天三次，空腹口服。其規格有二十毫升一瓶，一百毫升一瓶。

保胎靈：其藥物組成有：阿膠、巴戟天、白芍、白朮、杜仲、枸杞子、槲寄生、龍骨、牡蠣、山藥、熟地黃、菟絲子、五味子、續斷。具有補腎、固衝、安胎功效，主治腎虛型習慣性流產。每天三次，每次五片口服。

以下是習慣性流產患者可選擇的具有調養功能的食物：

檸檬：性平，味酸甘，可以安胎。《食物考》：「孕婦益食，能安胎。」別名益母果。

鱸魚：性平，味甘。補益肝腎，安胎。《食療本草》：「安胎補中，作膾尤佳。」《隨息居飲食譜》：「開胃、安胎、補腎、舒肝。」

鯉魚：性平，味甘。安胎通乳。《本草綱目拾遺》：「主安胎，胎動，懷妊身腫，為湯食之。」

雞蛋：性平，味甘。養血安胎。《日華子本草》：「鎮心，安五臟，止驚，安胎。」《隨息居飲食譜》：「補血安胎。」

辨證補腎，告別被帶下困擾的日子

本文重點

- 腎陽虛弱引起的帶下如何治療？
- 腎陰虛弱引起的帶下如何治療？
- 帶下與腎虛有什麼關係？

小曲是電視台健康節目的編輯，積極地向她們的上級要求來採訪我，還有一個目的就是想近水樓台，先給自己看病。最近一段時間，她白帶很多，整天淋漓不斷，清稀如水，一天要換幾次內褲，很苦惱，平時月經量少，腰痛得要斷了似的，小肚子發涼，小便次數多，晚上要起夜好幾次，大便稀，不成形，看看舌頭，比正常人淡，有白而薄的舌苔，脈很沉，要用力按才能摸到。小曲的這種情況就是帶下病，主要是因為腎陽虛弱，不能溫化水液，同時也不能固攝水液，下注於陰道，就形成了帶下病。治療要用溫補腎陽、固澀止帶的方法，在一本中醫婦科專著《女科切要》中有一個方劑叫「內補丸」，我給小曲開了這個方：鹿茸粉三克（沖服），菟絲子十五克，潼蒺藜十五克，炙黃耆十五克，肉桂六克，桑螵蛸十五克，制附子十克（先煎），白蒺藜十五克，紫苑十克，補骨脂十五克，肉荳蔻十克，七劑。每天一劑，水煎取五百毫升，分三次於飯前一小時溫服。一週後小曲又來找我，高興地告訴我，白帶基本上正常了，我讓她再服一點中成藥鞏固療效，早上服六克理中丸，晚上服六克金匱腎氣丸，一個月後完全康復了，非得請我吃飯不可，以表示她誠摯的感謝。

另一位朋友，三十六歲的高女士與小曲是相反的，最近一段時間陰道乾澀，沒有白帶，在和先生做愛時陰道也沒有分泌物，性交時插入困難疼痛，導致性慾也減退，同時伴有腰酸軟無力，口乾咽燥，小便黃少，大便乾結，看看舌頭，比正常人紅，舌體也瘦小，舌苔少而且很乾，脈搏很細，比正常人快。高女士是因為腎陰虛導致的白帶過少，治療要用滋補腎陰的方法，我給她開的處方如下：生地黃十五克，玄參十五克，麥冬十克，女貞子十五克，旱蓮草十五克，阿膠十克（烊化），龜膠十克（烊化），枸杞子十五克，菟絲子十五克。七劑，每天一劑，水煎取六百毫升，分三次於飯前一小時溫服。一週後複診，病情明顯減輕，陰道已經不乾澀了，其他症狀也大有好轉，在原方的基礎上加當歸十二克，白芍十五克，再服七劑。後又囑其每天服六味地黃丸早晚各一次，每次六克；每天單服阿膠十克，堅持一個月，完全恢復正常。

以上二個病例都屬於白帶異常。

正常的白帶應該是乳白色或無色透明的，質地黏稠，像雞蛋清一樣，量不多，在陰道內的含量為一毫升左右，略帶腥味或沒有什麼氣味。

白帶的第一個重要功能是潤滑陰道。白帶減少會感到陰道乾澀不適，特別是會影響性功能。受到性刺激陰道內白帶會增多，其實是為性交做的生理準備，為陰莖的插入和抽動提供潤滑，使性愛更加舒適，更容易產生快感，更容易達到性高潮。性愛時的白帶被稱為愛液。受到性刺激後，陰道內的愛液增加是女性進入性興奮的表示，也是可以進行性交的表示，如果陰道內沒有愛液分泌，陰道還沒有進入潤滑狀態，說明女性還沒有進入性興奮狀態，這時不適合性交，強行的陰莖插入會產生乾澀疼痛，甚至會損傷陰道，並因此影響女性的性功能。

白帶的第二個功能是保護陰道。白帶的成分為黏液、脫落上皮細胞、遊走細胞、大量陰道桿菌和極少的雜菌。陰道上皮細胞含有糖原，在陰道桿菌的作用下變成乳酸，維持陰道的酸性環境，PH值平均為四～五，陰道的酸性環境不適合其他致病雜菌的生長，從而防止陰道疾病的發生。

白帶會隨著年齡和月經週期而變化。

青春期前的女孩是沒有白帶的，因為白帶的分泌與雌激素的分泌相關。

青春期後開始出現白帶，因為卵巢開始發育，並分泌雌激素，促進生殖器官的發育。

月經週期中，白帶的質和量也會發生變化。一般在兩次月經的中間（相當於排卵期）白帶量多，透明，像雞蛋清一樣具有黏性並能拉成絲狀，外陰部有濕潤感。此時白帶的增加可降低陰道的酸性，有利於精子保存生命力並順利通過陰道。排卵後，孕激素增加，並抑制子宮頸黏液的分泌，此時白帶量減少，稠厚。在月經來潮的前後幾天，由於盆腔充血，陰道滲出液增多，白帶也稍多，因為內含較多的脫落細胞，所以白帶渾濁。另外，在懷孕後、性興奮和做愛後，白帶也增多。育齡婦女月經來潮前，白帶顯著增多。

新婚蜜月期，因為性生活頻繁，白帶自然也增多。

妊娠期，暫時停經，但白帶反而增多。這是由於女性體內雌激素的作用，子宮頸和陰道壁裡的水分和血管裡的血液比平時增多，白帶也就增多了。

更年期，絕經後，隨著卵巢功能衰退，女性體內缺少雌激素，生殖器官萎縮，白帶逐漸變得稀少淡薄，陰道會日漸乾燥，甚至完全沒有白帶。

白帶和女性的月經週期相伴隨，也和女性的性發育過程相伴隨。隨著性發育的成熟，生殖功能的成熟而出現，隨著性功能的減退，生殖功能的喪失而消失。腎為先天之本，主性與生殖和生長發育，腎氣旺盛，腎精充足，則白帶正常；腎氣虛弱，腎精虧損，則會出現白帶的異常。白帶增多，清稀如水，同時有腰痛怕冷、手腳發涼、大便稀、小便清長、舌質淡苔白、脈沉無力等症狀的，是腎陽虛的表現，小曲就是屬於這種類型；白帶減少、陰道乾澀、伴有腰酸軟無力、手腳心發熱、大便乾、小便短黃、舌質紅苔少、脈細數等症狀時，是腎陰虛的表現，高女士就是這種類型。

腎是月經的源泉

本文重點

- 不可不知的有關月經的基本常識。
- 為什麼說腎是月經的源泉？
- 月經提前的原因、幾種證型的簡易辨別方法及治療方法。
- 月經錯後的原因、幾種證型的簡易辨別方法及治療方法。
- 月經先後無定期的原因及治療方法。
- 經期延長的原因、幾種證型的簡易辨別及治療方法。

一、月經，女人的老朋友

月經，從初潮到絕經，每月都會與女人約會，要伴隨女人三十五年左右，應該算是女人的老朋友了吧。

月經是女性性發育成熟以後，每月按時出現的陰道出血。

古人認為月經「如月之盈虧，潮之有信」，所以也稱為月信或月水。

現在的女性們有自己的叫法，如例假、MC、大姨媽等。

女孩子第一次來月經叫「初潮」，初潮的年齡為十四歲左右，初潮早的為十一～十二歲，晚的為十五～十六歲，十六歲以後還未來月經的應該引起重視。月經通常會在四十九歲左右停止，稱為絕經。月經持續的時間約為三十五年左右，期間除妊娠和哺乳期外，月經都會正常來潮。

月經的週期通常為二十八天，大致為一個月，所以稱為月經。月經提前或延後在七天以內者仍屬正常，所以月經週期不應少於二十一天或超過三十五天。

每次月經的持續時間稱為經期，一般為三～七天，大多數人為四～五天。

每次月經的出血量為五十～八十毫升。

月經的顏色為紅色稍暗，開始色較淺，以後逐漸加深，最後又轉為淡紅色而乾淨。

月經血一般是不凝固的。血液的凝固是因為纖維蛋白的作用，月經血裡面含有大量的纖維蛋白溶解酶，將纖維蛋白溶解了，所以月經血不凝固。月經血不稀不稠，無明顯血塊，無特殊氣味。

雖然月經應該是每月一次，但也有特殊的例外。有二個月來一次月經的，稱為並月；有三個月來一次月經的，稱為居經或季經；有一年來一次月經的，稱為避年；還有終生不來月經而能夠懷孕生育的，稱為「暗經」。

一般在懷孕期和哺乳期不會來月經，但也有例外的情況。有少數婦女在懷孕初期還按月來月經，並不影響胎兒，這種情況稱為激經，或者叫「盛胎」或「垢胎」；也有少數婦女在哺乳期也按月來月經。

少女在月經初潮後一段時間內可能不會按月來月經，只要沒有明顯的不適，屬於正常現象，一般經過二年左右的時間就會逐漸變得有規律地按月來月經。

二、腎是月經的源泉

《黃帝內經》中說：「女子七歲腎氣盛，齒更髮長；二七而天癸至，任脈通，太衝脈盛，月事以時下，故有子；三七腎氣平均，故真牙生而長極；四七筋骨堅，身體盛壯；五七陽明脈衰，面始焦，髮始墮；六七三陽脈衰於上，面皆焦，髮始白；七七任脈虛，太衝脈衰少，天癸竭，地道不通，故形壞而無子也。」

女性的性功能、生育功能、月經是相互關聯的，月經來潮標誌著女性性發育成熟，具備了生育能力，而這三者都是由腎主宰的。月經來潮的前提條件是：腎氣盛、天癸至、任脈通，太衝脈盛。

腎為先天之本，從父母那裡繼承來的生命信息、能量、物質藏在腎中，成為生命的原始動力。新生命誕生之後，隨著腎氣的不斷充盛，各種生理機能逐漸發育成熟，女性以七歲為單位，呈現規律性的變化。在腎氣的推動下，七歲換牙齒，頭髮長好；十四歲性發育成熟，第二性徵突現，月經來潮。

天癸至，和現在西醫所指的性腺發育成熟，性激素分泌正常相似。月經來潮是卵巢發育成熟、能正常排卵、具備了生育能力的標誌。天癸至的前提是腎氣盛，也就是說，腎氣旺盛了天癸才會至。

任脈通，太衝脈盛，也是月經來潮的條件。太衝脈，就是衝脈。任脈和衝脈屬於奇經八脈，這兩條經脈對女性的生殖功能具有重要意義。任脈和衝脈都起源於胞宮，即子宮。中醫認為「衝為血海，任主胞胎」，在腎氣充盛、天癸至的前提下，任脈通暢，衝脈中的血液旺盛，月經才會來潮，才具備了生殖能力。

另外還有一層意思，月經為血，月經是在血液充足的基礎上形成的。腎主藏精，精血可以互生，腎精充足也是血液化生的來源，如果腎精虧損，精不化血，就可能導致月經量少，甚至閉經。現在西醫研究發現，腎臟可以分泌一種荷爾蒙叫「促紅血球生成素」，這種荷爾蒙可以促進血液中的紅血球生成，維持紅血球的壽命，如果腎功能損傷，影響促紅血球生成素的分泌，血液中的紅血球生成不足，壽命縮短，就會出現貧血，這種貧血叫做「腎性貧血」。慢性腎功能衰竭尿毒症的病人就會出現腎性貧血。從西醫的角度來研究，腎和血液也有密切的關係。

三、月經提前，不是腎陰虛血熱，就是腎氣虛不能攝血

一般來說，月經這位老朋友是有信用的，總是如約而至。但有的時候老朋友卻有些迫不及待，提前到了。如果提前的時間超過了七天，甚至一個月來二次月經，而且連續二個月經週期以上的，就屬於月經提前了。中醫將月經提前稱為月經先期、經行先期、經期超前、經早。

如果月經提前沒有超過七天，或者偶爾一次提前超過七天，沒有其他身體不舒服的，不算月經提前。

是什麼原因讓老朋友心急火燎、急不可耐呢？是血熱和氣虛。正常情況下，人體陰陽是平衡的，身體不寒不熱，血液在氣的約束和推動下，按照既定的軌道靜靜地流淌，不快也不慢。如果腎陰虛損，就會產生虛熱，熱會加速血液的運行速度，中醫將這種情況叫做「血熱妄行」，在身體表現出的症狀

可能是各種出血，女性朋友就可能出現月經提前。火熱的特性就是快、就是急，大家想想，火箭是什麼意思？火車是什麼意思？就是要形容快的。我們還常說十萬火急、萬分火急，對於急的事，我們都會用火來形容。脾氣急的人我們說他火大，動作快的人我們說他風風火火。女性朋友的血液中有熱、有火，就會讓老朋友不得安寧，提前行動，那就是月經提前了。

血液的運行和氣有密切的關係，「氣為血之帥，血為氣之母」，氣是血液運行的動力，血液是在氣的推動下運行的；氣還有約束血液的功能，血液之所以能在經脈內正常地運行，還要靠氣來約束，如果氣虛不能約束血液，血液很可能就跑到經脈外面去了，在身體上表現出來的症狀也是出血，在女性朋友就可能表現為月經提前，這種情況叫「氣不攝血」。氣的根本是什麼呢？是腎氣，因為腎是主藏的，腎氣的藏就是使人體的各種生命物質能夠固攝住，不流失。明白了月經提前的形成機理，下面看看怎麼治療。

（一）月經提前，腎陰虛血熱證宜補腎養陰清熱

主要證候：月經提前，量少色紅，質稠，伴有手足心熱，兩顴潮紅，咽乾口燥，小便短黃，大便乾燥，舌質紅，舌苔少，脈細數。

治法：補腎養陰，清熱調經。

方藥：兩地湯。

生地黃十五克，地骨皮十五克，玄參十五克，麥冬十克，白芍十五克，阿膠十克（烊化）。

上述藥物除阿膠外，水煎取五百毫升，去掉藥渣，將阿膠放入煎好的藥液中化開，分三次於飯前

一小時溫服。每天一劑。

中成藥：六味地黃丸、知柏地黃丸、複方阿膠漿。

六味地黃丸——每次六克，每天二次，溫開水送服。

知柏地黃丸——每次六克，每天二次，溫開水送服。

複方阿膠漿——每次二十毫升，每天三次，口服。

食療方法：生地粥、紅糖煮雞蛋。

生地粥——生地黃三十克，白米六十克。將生地黃洗淨切片，用清水煎煮二次，共取汁一百毫升。將米煮成粥，待八成熟時兌入藥汁煮至粥熟。可連續食用七天。

紅糖煮雞蛋——雞蛋二個，紅糖一百克。先將紅糖煮溶，再打入雞蛋煮熟。月經乾淨後食用，每天一次，連續食用三天。

（二）月經提前，腎氣虛證宜補腎益氣攝血

主要證候：月經提前，月經量或多或少，色暗淡，質稀，伴有腰膝酸軟或疼痛，頭暈耳鳴，面色晦暗，舌質暗淡，舌苔白潤，脈沉細。

治法：補腎益氣，固衝調經。

方藥：參耆五子衍宗湯。

紅人參六克，炙黃耆十五克，枸杞子十五克，菟絲子十五克，覆盆子十五克，五味子十克，車前子十五克（包）。

每天一劑，水煎取五百毫升，分三次於飯前一小時溫服。

中成藥：五子衍宗丸、補腎固衝丸。

五子衍宗丸，每次六克，每天二次，淡鹽水送服。

補腎固衝丸，每次六克，每天三次，淡鹽水送服。

食療方法：核桃蓮子粥、龍眼燉雞蛋。

核桃蓮子粥—核桃六十克，蓮子三十克，白米一百克。將上三味一起煮粥，平日經常食用。

龍眼燉雞蛋—龍眼肉五十克，雞蛋一顆。先將龍眼肉用水煮三十分鐘，再將雞蛋打入煮熟。在月經乾淨後服用，早晚各一次，連續十天。

四、月經錯後，因為腎陽虛有寒，或腎虛精不化血

老朋友不能如約而至，有著急的先來了，也有不著急的，遲到了。如果遲到超過七天的，就叫「月經錯後」，也叫「月經後期」、「經期退後」、「經遲」。

當然，如果遲到在七天以內，或者偶爾一次，下不為例者，不算月經錯後。必須是遲到七天以上，連續二個月經週期者，才算月經錯後。

是什麼原因使老朋友行動遲緩，不守紀律呢？是陽虛有寒和血虛。

前面我們已經說到，人體的陰陽是平衡的，所以人體就會不寒也不熱。如果陽虛的話，就會產生寒冷，陽虛通俗的理解就是人體的火氣不夠，火氣不夠就是寒冷，寒冷就會使血液運行的速度變慢，血液運行的速度變慢，月經當然就不能按時到達了，所以就表現為月經錯後了，因為腎為先天之本，

人體陽氣的根源是腎陽，所以腎陽虛是月經錯後的主要原因。

月經就是血，月經按月來潮也可以理解為血液不斷地蓄積、由滿而溢的過程。如果血液生成的量不夠，蓄積的過程就會變長，溢的時間就會錯後。腎為先天之本，腎藏精，精血可以互生，如果腎虛精少，精不化血，就會形成血虛，從而影響月經的按時來潮。

（一）月經錯後陽虛生寒證，治療宜溫腎散寒養血

主證：月經錯後，量少色淡，質清稀，小腹綿綿作痛，喜熱熨，按之疼痛減輕，小便清長，大便稀溏，舌質淡苔薄白，脈沉遲無力（脈搏用力按才能摸到，跳動慢，一呼一吸脈搏跳動少於四次，跳動沒有力量）。

治療方法：溫腎散寒，養血調經。

方藥：大營煎加巴戟天、補骨脂。

當歸十二克，熟地黃十五克，枸杞子十五克，炙甘草六克，杜仲十五克，淮牛膝十五克，肉桂六克，巴戟天十五克，補骨脂十五克。

每天一劑，水煎取五百毫升，分三次於飯前一小時溫服。

中成藥：右歸丸。

右歸丸，每天二次，每次九克，溫開水送服。

食療方法：艾葉生薑雞蛋、山楂紅糖水。

艾葉生薑雞蛋——艾葉十克，生薑十五克，雞蛋二個。將艾葉、生薑、雞蛋（帶殼）放入砂鍋煮

熟後，剝去蛋殼，再煮片刻，去藥渣，喝湯吃蛋。月經前七天，每天一劑，連服五天。

山楂紅糖水——山楂五十克，紅糖三十克。山楂水煎去渣，紅糖沖溫服。月經前，每天一劑，連服五天。

（二）月經錯後血虛證，治療宜用補腎益氣養血

主證：月經錯後，量少色淡，質清稀，頭暈眼花，心悸失眠，面色蒼白或萎黃，舌質淡舌苔少，脈細無力。

治療方法：補腎益氣養血。

方藥：人參營養湯加枸杞、杜仲。

生晒人參六克，炙黃耆十五克，當歸十二克，白芍十五克，熟地黃十五克，肉桂六克，陳皮十克，白朮十克，茯苓十克，五味子十克，遠志六克，炙甘草六克，生薑六克，紅棗十克，枸杞子十五克，杜仲十五克。

每天一劑，水煎取五百毫升，分三次於飯前一小時溫服。

中成藥：烏骨雞白鳳丸。

烏骨雞白鳳丸，每天二次，每次三克，溫開水送服。

食療方法：當歸阿膠湯、當歸生薑羊肉湯。

當歸阿膠湯——當歸、阿膠各三十克，黃酒一千毫升。將當歸、阿膠與黃酒一起放在容器內，隔水加熱，阿膠溶化後濾去渣，經常飲用。

當歸生薑羊肉湯——當歸八十克（原支當歸不切片），生薑十五克，羊肉一千克，植物油、食鹽、黃酒、乾陳皮各適量。將當歸原支洗淨，濾乾，生薑洗淨切成厚片，羊肉洗淨，濾乾，切塊。鍋放火上，放入植物油，油熱後，先放入生薑片，隨即倒入羊肉，翻炒五分鐘，加黃酒三匙，燜燒五分鐘後，盛入砂鍋內，將當歸也放入砂鍋內，加水放置一小時，然後加食鹽一匙，黃酒一匙，乾陳皮適量，用小火慢燉二小時，直到羊肉酥爛，離火即成。

五、月經先後無定期，因為腎虛衝任不調

有的老朋友早到，有的老朋友遲到，還有的是一會兒早到，一會兒還遲到，沒規律。如果月經不按週期來潮，或者先來，或者後來的，稱為經行先後無定期，又叫「月經愆期」。

導致月經週期紊亂的主要原因是腎虛。腎有一個很重要的功能是主藏，腎主藏在女性月經方面的體現就是平時使血藏在血海中（我們前面提到過，衝脈為血海），等到血海充盈了自然會溢瀉，這就是月經來潮。如果腎藏不住血，隨時都可能向外溢瀉，就不能形成固定的月經週期，而表現為月經先後無定期。所以腎氣旺盛，腎精充足，腎的功能正常是形成月經週期的前提。少女在月經初潮後可能有一段時間月經週期不準，就是因為腎氣還沒有完全充盛的原因，隨著年齡的增長，腎氣旺盛了，月經週期也就固定了。

主要證候：月經或先或後，週期紊亂，量少色淡，頭暈耳鳴，腰酸腰痛，或小腹空墜，夜尿多，大便偏稀，舌質淡苔薄白，脈沉弱無力。

治療方法：補腎氣，調衝任。

方藥：固陰煎加肉桂、附子、補骨脂。

紅人參六克，熟地黃十五克，山藥十克，山茱萸十克，菟絲子十五克，遠志六克，五味子十克，炙甘草六克，肉桂六克，制附子十克，補骨脂十五克。

每天一劑，水煎取五百毫升，分三次於飯前一小時溫服。

中成藥：金匱腎氣丸、補腎固衝丸。

金匱腎氣丸——每次六克，每天二次，淡鹽水送服。

補腎固衝丸——每次六克，每天三次，淡鹽水送服。

六、經期延長

不是腎氣虛不能固攝血液，就是腎陰虛血熱妄行。

老朋友要按時來，也要按時去，待的時間不會太久，一般二～八天，平均三～五天。如果老朋友超過八天還不回去，甚至淋漓不盡達半月之久者，稱為經期延長，亦稱為月水不斷，或稱為經事延長。

經期延長有兩種形成機理。

一是因為腎氣虛不能固攝血液，而導致月經延期不止。主要證候有月經淋漓不淨，色淡質清，神疲乏力，腰膝酸軟，心悸失眠，食慾不振，大便稀溏，舌質淡苔薄白，脈沉緩弱。

治療方法要補腎健脾，益氣攝血，方藥可以選用歸脾湯合五子衍宗丸加味。

紅人參六克，炙黃耆十五克，當歸十二克，白朮十克，茯神十克，龍眼肉十克，遠志六克，棗仁十五克，木香十克，炙甘草六克，黑薑炭十五克，烏賊骨十五克，棕櫚炭十五克。

每天一劑，水煎取五百毫升，分三次於飯前溫服。也可以選用同名的中成藥歸脾丸和五子衍宗丸，每次各六克，每天二次，溫開水送服。

一是因為腎陰虛導致陰虛火旺，火熱迫血妄行而致月經延期不止。主要證候有月經持續不斷，量少色紅，兩顴潮紅，手足心熱，咽乾口燥，舌質紅苔少，脈細數。

治療方法宜用補腎養陰、清熱止血的方法，方藥可用固經丸加減。

黃柏十克，白芍十五克，龜板十五克（先煎），熟地黃十五克，地骨皮十五克，生地榆十五克，仙鶴草十五克。

每天一劑，水煎取五百毫升，分三次於飯前溫服。亦可選用中成藥二至丸，每次九克，每天二次，溫開水送服。

七、月經量多

老朋友是按時來的，也是按時離開的，也就是說月經週期是正常的，但是月經的量卻明顯多於正常月經，這就是月經量多。也叫「經水過多」、「月經過多」。

月經量多的形成原因也分為腎氣虛不能固攝和腎陰虛血熱妄行。

腎氣虛不能固攝血液，導致月經量多。主要證候有月經量多，顏色淡清稀如水，面色白，心悸，氣短懶言，腰膝酸軟，小腹空墜，舌質淡，苔薄潤，脈沉虛弱。

治療方法宜補腎益氣，攝血固衝，方藥可用舉元煎合五子衍宗丸加味。

紅人參六克，炙黃耆十五克，炙甘草六克，升麻六克，白朮十克，枸杞子十五克，覆盆子十五克，菟絲子十五克，五味子十克，車前子十五克，阿膠十克（烊化），艾葉十克，炮薑炭十克。

每天一劑，水煎取五百毫升，分三次於飯前溫服。亦可選用中成藥補中益氣丸和五子衍宗丸，每次各六克，每天二次，溫開水送服。

腎陰虛血熱妄行，也可導致月經量多。主要證候有月經量多，顏色鮮紅，質黏稠，腰膝酸軟疼痛，心煩口渴，尿黃便祕，舌質紅，少苔，脈細數。治療方法宜補腎養陰，清熱涼血，方藥可用保陰煎加味。

生地黃十五克，熟地黃十五克，黃芩十克，黃柏十克，白芍十五克，山藥十克，續斷十五克，生甘草六克，地榆五克，槐花十五克。

每天一劑，水煎取五百毫升，分三次於飯前溫服。亦可選用中成藥六味地黃丸和止血片，六味地黃丸每次各六克，每天二次；止血片每次四片，每天三次，溫開水送服。

八、月經量少

老朋友按時來了，但是月經量明顯少於正常，或者是行經時間不足二天，甚至點滴即淨者，稱為月經量少，也稱為月經過少。

月經量少可以因為血虛、血瘀，但腎虛是其主要原因。因為腎氣旺盛，腎精充足，天癸至，任脈通，衝脈盛，是形成月經的前提條件，同時，血虛也和腎虛有關，因為精血互生，腎氣虛，腎精不足，精不化血也是導致血虛的原因。

腎虛所致的月經量少，主要證候有月經量少，顏色鮮紅或淡紅，腰膝酸軟或疼痛，腳跟痛，或頭暈耳鳴，舌質淡少津，脈沉細。治療宜滋補肝腎，養血調經，方藥可用當歸地黃飲。

當歸十二克，熟地十五克，山茱萸十克，杜仲十五克，山藥十五克，淮牛膝十五克，炙甘草六克。每天一劑，水煎取五百毫升，分三次於飯前溫服。亦可選用中成藥歸腎丸，每次一丸，每天二次，溫開水送服。

腎虛導致的月經量少可用羊腎枸杞粥食療。具體做法是，取羊腎一對，枸杞三十克，龍眼肉二十克，白米一百克。先將羊腎洗淨，切成薄片，同枸杞、龍眼肉、白米一同放入鍋中煮粥，等粥熟爛後，加入鹽、蔥、薑調味，即可食用。每天一次，月經過後，連用七天。

九、閉經

陶穎已經十八歲了，還沒有來月經，媽媽急壞了，帶著孩子來找我看病。陶媽媽說，孩子生下來就比較小，從小體弱多病，經常感冒，十八歲的大姑娘，跟小女生似的，胸部也沒怎麼發育，面色沒有光澤，腰膝酸軟，精神萎靡不振，手腳老是涼的，吃飯也不太好，大便偏稀，小便頻色白，看看舌頭比正常的人要淡，摸摸脈很沉很弱。這是典型的先天不足、腎氣虛弱導致的閉經。對於這種閉經的治療，要以補腎為根本，兼以養血。我給陶穎開了處方：

熟地黃十五克，杜仲十五克，菟絲子十五克，枸杞子十五克，當歸十二克，山茱萸十克，山藥十五克，茯苓十克，巴戟天十五克，紫河車粉五克（沖服），川椒六克，鹿角霜十克。

每天一劑，水煎取五百毫升，分三次於飯前一小時溫服。同時讓陶媽媽給孩子做羊肉湯或烏骨雞湯吃，做湯的時候放當歸三十克，生薑三十克，砂仁十五克。其實只吃一種也可以，如果老吃一種東西，容易膩，所以將兩種湯交替吃就不那麼膩了。二個月以後，陶穎變化多了，曲線也出來了，面色也紅潤了，月經也來了，陶媽媽一顆懸著的心總算落下來了，對我千恩萬謝，那就是後話了。

我國的城市現在已經很發達了，但是農村還是很落後，特別是醫療條件差，沒有好的醫生，老百姓看病還是很困難。我經常去基層工作，為農民看病，我也希望大城市，醫學院校的專家能到基層去為農民提供些醫療幫助。我從一九九七年開始，到二〇〇七年的十年，每個週末都在位於太行山革命老區的河北省邢台市所屬的沙河市中醫院工作。有次來了一位女性患者郝社秀，三十一歲，月經一年多沒來了。她十九歲結婚，現在已經生了五個孩子，只是都是清一色的千金，她丈夫是獨生子，一定要生個兒子，可能是她丈夫一心想生兒子，而且性慾也旺盛，所以在她的感覺裡，結婚以後主要在生孩子和過性生活，現在害怕生孩子和過性生活。三十剛出頭，看上去像五十歲的人，頭髮開始花白，面色憔悴，腰酸背痛，頭暈眼花，口乾咽燥，手腳心發熱，心裡煩躁，有時候睡覺出汗，大便比較乾，尿黃，看看舌頭，比正常人要紅，苔很少，脈又細又快。這是典型的多產房勞傷腎導致的閉經。治療要以補腎為主，因為這位患者陰虛的表現比較突出，所以偏於補腎養陰，兼以養血調經。我給她開了處方：

熟地黃十五克，杜仲十五克，菟絲子十五克，枸杞子十五克，當歸十二克，山茱萸十克，山藥十五克，茯苓十克，龜板三十克（先煎），阿膠十克（烊化），雞血藤三十克，女貞子十五克，旱蓮草十五克。

每天一劑，水煎取五百毫升，分三次於飯前一小時溫服。同時每天喝一碗瘦豬肉湯，做湯的時候放十五克枸杞子，十五克百合。治療二個月，月經來潮，身體強壯，頭髮開始變黑，面色也好了。

以上這兩個病例都屬於閉經。那什麼叫「閉經」呢？

女子年齡超過十六歲，月經還未來潮，或者已經有了正常的月經週期，月經又停止超過六個月者，稱為閉經。前者叫「原發性閉經」，後者叫「繼發性閉經」。

因為月經正常來潮的前提是腎氣盛，天癸至，任脈通，衝脈盛，所以閉經的主要原因是腎氣虛。原發性閉經多數表現為先天的腎氣虛弱，繼發性閉經多因為早婚早育，多產房勞傷腎，治療都是以補腎為主的。在補腎的前提下，有偏於陽虛的，要溫補，比如說第一例患者；有偏於陰虛的，要滋補，比如第二例患者。閉經的患者可以參照以上兩個病例的治療方法調治。

十、痛經

戴女士婚姻美滿，家庭幸福，工作順心，事事如意，唯一不如意的就是痛經。每次月經前三天開始腰痛，小腹痛，乳房脹痛，手腳冰涼，全身怕冷，月經色暗有血塊。這是典型的腎陽虛弱導致的寒凝血瘀。中醫認為「通則不痛，痛則不通」，疼痛是因為氣血不通暢而引起的，腎陽虛則生寒，寒性收引凝滯，血脈因寒而收縮，血脈收縮則氣血不通，不通則痛。治療要用溫補腎陽、散寒活血止痛的方法，我給她開了下面的處方：

制附子十克，肉桂六克，艾葉十克，當歸十二克，川芎十克，阿膠十克（烊化兌服），熟地黃十五克，杜仲十五克，小茴香六克，五劑。

每天一劑，水煎取六百毫升，分三次飯前一小時溫服，於月經之前五天開始服。連續服用三個月以後，戴女士的痛經好了。

很多女性都有痛經的毛病，什麼是痛經呢？女性在月經前後或月經期間反覆出現的小腹疼痛，或伴有腰痛等症狀，影響正常工作和生活者，稱為痛經。痛經可能有很多的徵候，但腎陽虛弱、寒凝血瘀最為常見，就是上述戴女士的這種證候。除了可以開中藥湯劑以外，還可以用中成藥右歸丸，每天三次，每次六克，溫開水送服。

除了服藥，調治痛經還可以用艾條灸關元穴和三陰交穴。關元穴在臍下三吋（即除了大拇指以外，其餘四個手指併攏的距離，也就是四橫指的寬度）；三陰交穴在內踝踝尖上三吋（四橫指）脛骨內側邊緣。將艾條點燃後，對準穴位，每次每穴灸十五分鐘，在不燙傷皮膚的前提下，離穴位儘量近些。在每次發生痛經前三天開始灸。

另外，在月經前三天，用生薑和紅糖煮水喝，也可以緩解痛經。

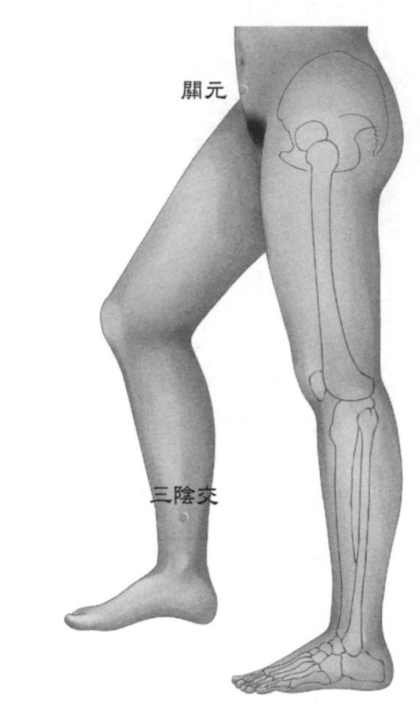

關元、三陰交

月經前要注意防寒保暖，不要吃生冷食物，不要接觸涼水，保持心情愉快，避免過度勞累，經期要禁止性生活。

十一、月經前後諸證

女人的一生比男人更加不容易，要經歷月經、懷孕、生產、哺乳等特殊的時期，男人應該給女人更多的關愛和呵護。女人除了會受到痛經等疾病的困擾以外，還會出現月經前後諸證。

所謂的月經前後諸證，是指月經來潮前後及經期出現的一些規律性的症狀，如頭痛頭暈、心煩失眠、乳房脹痛、噁心嘔吐、口舌糜爛、心情抑鬱、身痛發熱、大便下血等。一般是月經前七～十四天開始出現症狀，經前二～三天及經期症狀最為明顯，月經後症狀減輕，以致逐漸消失。西醫將這些症狀稱為經前期緊張症候群。這些症狀的出現，與腎虛有密切的關係，應分別進行治療。

脾腎陽虛證：經前或經期面目四肢浮腫，或經期腹瀉，食慾不振，脘腹脹滿，或腰腿酸軟無力，疲乏無力，舌質淡，舌苔白滑，脈搏沉弱無力。

治療要用溫補脾腎的方法，方劑可用健固湯。

黨參十五克，白朮十克，茯苓十五克，炒薏仁十五克，巴戟天十五克。

每天一劑，水煎取六百毫升，於飯前一小時溫服。也可以用中成藥治療，腹瀉為主的，可以用附子理中丸，每次六克，每天三次，溫開水送服；身體浮腫為主的，可以用金匱腎氣丸，每天三次，每次六克，溫開水送服。

肝腎陰虛證：經前、經期或經後煩躁失眠，頭暈頭痛，頭頂痛得特別厲害，身體也疼痛，舌質紅，舌苔少而乾，脈搏弦細而快。治療要用滋補肝腎的方法，方劑可用杞菊地黃湯。

枸杞十五克，菊花十五克，生地黃十五克，丹皮十克，山藥十克，山萸肉十克，茯苓十五克，澤瀉十五克。

每天一劑，水煎取六百毫升，分三次於飯前一小時溫服。也可以用中成藥杞菊地黃丸，每天三次，每次六克，溫開水送服。

除了上述腎虛的證候以外，還有一個比較常見的徵候是肝鬱氣滯，主要表現是經前乳房脹痛，甚至不能碰衣服，有的人還會有胸脅小腹脹滿疼痛，急躁易怒，脈弦。治療需要疏肝解鬱，可以選用中成藥加味逍遙丸，每天三次，每次六克，溫開水送服。

腎氣由盛轉衰，更年期症候群不請自來

本文重點

- 更年期症候群的兩種類型。
- 腎陰虛型更年期症候群如何辨別？如何治療？
- 腎陽虛型更年期症候群如何辨別？如何治療？
- 更年期症候群的飲食調理。

薛先生可是遇到了多事之秋，一個青春期叛逆的寶貝女兒和一個正處於更年期、情緒不穩的可愛老婆，家裡天天充滿硝煙，實在是沒轍了，就帶著老婆大人到平心堂來找我了。薛夫人四十八歲，月經已經停止了，一陣一陣地發熱出汗，整夜不能睡覺，敏感多疑，情緒變化無常，急躁易怒，像汽油似的，一點就著，有時甚至不點也著，口燥咽乾，大便祕結，手腳心發熱，舌質紅舌苔少而乾，脈搏很細很快。這就是典型的更年期了，屬於中醫的腎陰虛，肝火旺，治療就是補腎陰，清肝火。我給薛夫人開了處方：杞菊地黃丸，每天三次，每次六克；加味逍遙丸，每天二次，每次六克，早晚服。一週後薛夫人又來找我，病情大有好轉，情緒也好了許多，效不更方，繼續按照上述方案治療三個月，完全好。大的更年期好了，小的青春期也就不叛逆了，家裡重新回到了幸福的時代。

更年期症候群大家都不陌生，更年期是女人從生殖期到非生殖期的過度時期，更年期的實質是人體從成熟到衰老的變化過程。其根源是卵巢功能衰退，雌激素分泌減少。突出的症狀是潮熱出汗，心煩失眠，情緒改變，讓人看上去像變了個人似的。中醫認為更年期是腎氣由盛轉衰的表現，人的整個生命過程是腎氣主宰的，性與生殖功能也是腎所主的，生殖功能的喪失，性功能的減退，人體的衰老，都是腎氣虛的結果。更年期症候群可以分成兩種主要類型，一種類型是腎陰虛型，主要特徵是有陰虛火旺的徵象，如心煩、失眠、潮熱、手腳心熱、便祕、尿黃、口乾、舌燥等，前面的病例就是這種類型。另一種類型是腎陽虛型，主要特徵就是有陽虛寒冷的徵象，如怕冷、手腳發涼、大便稀、小便次數多而清長、舌質淡舌苔白、脈搏沉而無力等，治療應該溫補腎陽，藥物可以用中成藥右歸丸，每天三次，每次六克，淡鹽水送服。

從臨床實際來看，腎陰虛型的病人更多，所以現在有些治療更年期症候群的中成藥是以補腎陰為主的，像更年安片、坤寶丸等，也可以選用，按照說明書服用就可以。如果是心煩失眠突出的，可以加服天王補心丹；情緒變化突出的，加服加味逍遙丸。

現在的研究發現，補腎藥物能使子宮雌激素受體含量增加，甚至接近正常水平；補腎藥物還能提高雌激素與雌激素受體的親和力，使更年期患者的雌二醇水平明顯提高。

大豆異黃酮對更年期有較好的輔助治療作用。是因為異黃酮屬於植物類雌激素，與人體內的雌激素的結構和功能很相似。大豆是補腎的食物，《黃帝內經》認為「腎穀豆」。

食療也是不錯的選擇。可以用豬肝一百克，豬腎一百克，枸杞子十克，西洋參十克，白米二百五十克，同煮為粥食用，每天一次，空腹食用。

生活應有規律，注意勞逸結合，保證充足的睡眠，但不宜過多臥床休息；應主動參與力所能及的工作和家務勞動；進行一些舒緩的有氧運動，如太極拳、氣功、慢跑等；維持適度的性生活，有利於心理和生理健康。

性慾減退主要是腎虛引起的

本 文 重 點

- 從中醫上看，性慾減退的原因是什麼？
- 腎陽虛型性慾減退的治療方法。
- 能夠輔助治療性慾減退的人體穴位有哪些？
- 性慾減退的飲食調理方法。

性慾是指在性刺激下產生的對性交的一種慾望，有了這種慾望，在適當的條件下才能完成性交，完成性反應週期中的一系列活動，因此，性慾是性交的必要條件。

性慾可分為接觸欲和排泄欲兩種。接觸欲是指男女雙方希望身體接觸的慾望，是人類和高等動物終生存在的一種本能；排泄欲是指在青春期以後，在性激素的作用下，體內有自然充滿的東西，有一種脹滿感，並有把充滿的東西排泄出去，或把脹滿感消除掉的願望，如男性的勃起與射精，女性因性慾而引起的生殖器官與盆腔充血，陰道分泌物的增多。接觸欲是終生存在的，排泄欲是受年齡影響的。據中國性學者呂德濱報導，絕大多數人新婚期每夜均有一次，甚至二～三次性交，隨著年齡增長，性慾逐漸減弱，性交次數也逐漸減少，六十歲以上的人，性慾保持和青春期一樣者僅僅占百分之六點三，減弱者占百分之四十三點七，明顯減弱者占百分之二十九點六，完全消失者竟高達百分之二十點三八。

對性慾的判斷很難有一個統一的標準，因為每對夫婦之間的個性、體質、感情、經驗、環境等相差很大，難以比較。

性慾減退也叫「性慾淡漠」、「性冷淡」。除了因年齡增大而出現的性慾衰減外，在正常的青年、中年或老年中出現的，與年齡不相適應、不和諧的性慾減退，皆屬不正常範圍，可稱為性慾減退。患者的主訴往往是無論多久不與配偶做愛也沒有性交要求，或者訴說對性生活一點也不感興趣，只有當對方主動提出要求時，才偶爾進行性生活。

性慾減退主要是腎虛引起來的，因為腎為先天之本，主藏精，主性與生殖。一九九二年我在中國中醫科學院西苑醫院腎病科看診，當時《北京晚報》有一個科普專欄叫「科技長廊」，我在這個專欄發表了一系列中醫治療陽痿的科普文章，連載了三天，導致前來就診的陽痿病人急劇增多，因為病人很多，需要對陽痿的治療方法進行研究，我查閱了大量的中西醫治療陽痿的資料，後來對這些資料進行了整理，出版了一本小冊子《陽痿治療集錦》。此後，在我的腎病專科就診的病人中，不僅陽痿的病人多，其他各種男女性功能障礙的病人也很多，為了適應臨床工作的需要，我又花了一些時間對各種性功能障礙進行了研究，於一九九五年又出版了一本關於性功能障礙治療的專著《中西醫結合性治療學》。在《中西醫結合性治療學》中，我提出了「性功能根源於腎」的觀點，也對性慾減退的治療進行了專門研究，其中補腎治療是主要的措施。性慾減退以腎陽虛弱常見，除了性慾減退以外，還會出現怕冷，喜歡暖和，腰膝酸軟，精神倦怠，小便清長，白帶清稀，舌質淡，舌體比正常胖大，脈搏很沉，要用力才能摸到，沒有力量。治療要用溫腎壯陽法，方劑可用石英溫腎湯，具體處方為：

紫石英十克（先煎），熟地黃十五克，山藥十克，菟絲子十五克，仙靈脾十五克，巴戟天十五克，制附子六克，肉桂六克，艾葉十克，枸杞子十五克，當歸十二克，女貞子十五克。

每天一劑，水煎取六百毫升，分三次於飯前一小時溫服。

除了服湯藥，還可以用中成藥，如龜齡集，每天服二粒，清晨用淡鹽水送服；右歸丸，每次六克，每天三次，溫開水送服。

當然還可以按摩或者灸穴位，對調治性慾減退來說，最重要的是關元穴和三陰交穴。關元穴在臍下三吋（即除了大拇指以外，其餘四個手指併攏的距離，也就是四橫指的寬度）；三陰交穴在內踝踝尖上三吋（四橫指）脛骨內側邊緣。穴位按摩的方法也很簡單，先用拇指指尖對準穴位點按，按到穴位有酸、麻、脹的感覺後，改用拇指指腹揉按五分鐘。灸，就是用艾條灸穴位，艾條在中藥店都能買到，將艾條點燃後，對準穴位，每次每穴灸十五分鐘，在不燙傷皮膚的前提下，離穴位儘量近些。

還有更加簡單的方法，每天用熱水袋敷小腹和腰部，每次半小時左右。因為小腹部有很多重要的補腎穴位，如關元、氣海等，腰部也有很多補腎的穴位，如腎俞、命門等。

命門 腎俞

命門、腎俞

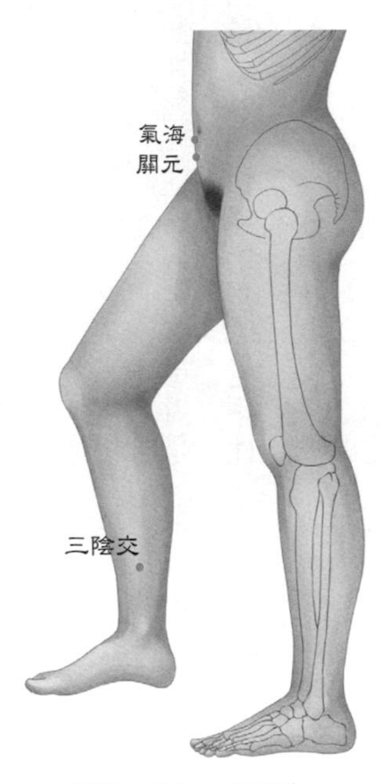

氣海、關元、三陰交

食療是更加安全易行的方法。比如說，海蝦十五克，豆腐一百克，加蔥、薑、鹽，燉熟食用。還可用鴿子一隻，加枸杞子三十克，文火燉熟食用。也可用肉蓯蓉三十克，羊肉五十克，白米一百克，煮粥吃。

腎主性，性慾亢進可調也可治

本文重點

- 性慾亢進人的主要表現。
- 腎陰虛型性慾亢進的辨別及治療方法。
- 腎陰虛兼有肝膽濕熱火旺型性慾亢進的辨別及治療方法。
- 性慾亢進的食療方法及日常調養。

一九八〇年第一期的《山東中醫學院學報》上有一個性慾亢進的病例。患者是一位六十一歲的老太太，從二十多歲就開始守寡，於三個月前突然發現白帶增多，性慾增強，老想性交，甚至晚上不能睡覺，經過治療每天晚上可以睡二個小時左右，醒後就想要性交，因為實在是羞於見人，幾次自殺而被救起，到後來發展到在公開場合也要求性交，每天由兩位老太太守著。身體消瘦，兩顴發紅，口唇也紅，舌質紅絳，沒有舌苔，脈搏弦細而快。醫生給這位患者開的藥方是補腎陰為主的知柏地黃湯加減，具體藥物如下：

鹽炒知母、鹽炒黃柏各十克，生地黃二十克，山茱萸十二克，丹皮十克，澤瀉十克，女貞子十二克，炒棗仁三十克，竹茹十克，邊肉桂二克，硃砂一克（沖服），夜交藤十五克，柴胡、山楂各六克。服六劑，性慾減退，睡眠好轉，服到十八劑，性慾亢進解除。

性慾亢進，是指性興奮過多、過快、過劇。

那性慾正常的標準是什麼呢？一般來說，每週性交二次，是普遍的，性慾較旺盛的每週性交四次，只要不影響健康，也算正常範圍。性慾亢進的人則每天都要性交，甚至每天幾次性交，有的甚至在公開場合也要求性交，非性交不能安寧。中醫的典籍中有「花癲」、「花心風」的記載，是性慾亢進的重症。清代陳士鐸的《石室秘錄》中說：「如人病花癲，婦人忽然顛癇，見男子則抱住不放，此乃思慕男子不可得，忽然病如暴風疾雨，罔識羞恥，見男子則以為情人也。」

人的正常性慾是腎的功能，因為腎主性與生殖。性慾的維持是腎陽的功能，正常的人腎陽旺盛，腎陰也充足，陰陽是平衡的，所以性慾是正常的。如果腎陰虧虛，腎陰不足，腎陽就相對地亢盛，性慾就可能亢進，腎陰虛腎陽亢是性慾亢進的根本原因，腎陰虛腎陽亢也叫「陰虛陽亢」，也叫「陰虛火旺」，性慾亢進也叫「慾火」，人們常說「慾火中燒」，指的就是性慾亢進。

性慾亢進的病人主要表現為性慾要求強烈，性交頻繁，不性交則煩躁不安，失眠多夢，夢境多與性活動有關，手腳心發熱，心煩，頭暈耳鳴，腰、膝、腳跟酸痛，舌質紅絳（比正常人紅），舌苔少甚至沒有舌苔，脈搏細而跳動快。治療要用滋腎陰、瀉腎火的方法，常用方劑就是知柏地黃湯（知母、黃柏、生地黃、山藥、山茱萸、茯苓、澤瀉、丹皮），這個方就是補腎陰的名方六味地黃湯加上了瀉腎火的知母、黃柏。除了用湯藥，當然也可以用同名的中成藥知柏地黃丸，每天三次，每次六克。

有的患者在性慾亢進的同時，伴有急躁易怒，口苦口乾，大便乾，小便黃，陰道癢，舌質紅，舌苔薄黃或稍微有些膩，脈弦有力。這是在腎陰虛的基礎上兼有肝膽濕熱火旺，可先用中成藥龍膽瀉肝丸，每天三次，每次六克，等性慾亢進控制以後，再用知柏地黃丸鞏固療效。

也可以用食療方：鮮菠菜根一百五十克，銀耳二十克，水煮後調味服食，每天一次。

適當的運動是緩解性慾亢進的有效方法。運動可以使能量得到釋放，性緊張得到緩解，精神得到放鬆。

第七章

老人的腎虛

視力減退、聽力減退、記憶力減退的複方調治。
老年性痴呆的複方治療。
如何從補腎角度擺脫骨質疏鬆困擾？
肩痛、腰痛的補腎治療對策。
老年性關節骨痺的辨證治療方法

治療視力減退，讓眼睛和心情更明亮

本文重點

- 為什麼說視力減退的治療應以補腎為主？
- 腎虛引起的視力減退有哪幾種類型？
- 腎氣陰兩虛型視力減退的辨別及治療方法。
- 腎精虧虛型視力減退的辨別及治療方法。
- 腎陽不足型視力減退的辨別及治療方法。
- 調治視力減退的幾個食療方。

視力減退是每個老年人都將面臨的問題，人的生命過程是由腎所主宰的，腎主生殖與生長發育，衰老的本質是腎虛。《黃帝內經》說：「五臟六腑之精氣皆上注於目」，說明眼睛要靠五臟六腑的精氣來營養，視力要靠五臟六腑的精氣來維持；《黃帝內經》還說：「腎者主水，受五臟六腑之精氣而藏之」，可見五臟六腑的精氣是先藏於腎，然後由腎上注於目的，所以，老年人的視力減退是腎虛的結果，治療當然應該以補腎為主。腎虛引起的視力減退，有幾種類型，大家可以參考一下。

一、腎氣陰兩虛型視力減退

主要症狀：視力減退，眼睛乾澀不舒服，眼前金星繚亂，瞳孔緊小或者乾缺，瞳孔淡白，眼珠渾濁，頭暈健忘，耳鳴耳聾，腰膝酸痛，失眠多夢，夜間口乾，舌質紅舌苔少有裂紋，脈搏細而快。

治療要用補腎益氣、滋陰明目的方法，方劑可以選用杞菊地黃丸合生脈飲加減。具體如下：

熟地黃二十克，山藥二十克，山茱萸十克，茯苓十五克，澤瀉十五克，丹皮十克，枸杞子二十克，菊花十克，西洋參十克，麥冬十五克，五味子十克，石斛三十克，炙甘草一克。

每天一劑，水煎取六百毫升，分三次於飯前一小時溫服。

也可以用同名的中成藥杞菊地黃丸，每天三次，每次六克；或者用人參生脈飲，每天三次，每次一支（十毫升）。

二、腎精虧損型視力減退

主要症狀：視力減退，視物逐漸模糊，有的人智力也減退，健忘呆鈍，動作遲緩，頭髮脫落，牙齒鬆動，舌質淡，舌苔少，脈沉而細。

治療要用補腎填精、養血明目的方法，方劑可以選用駐景丸加減。具體藥物如下：

熟地黃二十克，山藥二十克，山茱萸十克，枸杞子二十克，鹿茸粉五克（沖服），菟絲子二十克，楮實子二十克，茺蔚子十克，木瓜十克，紫河車十克，黃精十五克，石斛三十克，三七粉一克（分三次沖服），五味子十克，炙甘草十克。

每天一劑，水煎取六百毫升，分三次於飯前一小時溫服。

也可以用同名的中成藥駐景丸，每天二次，每次一丸，淡鹽開水送服。

三、腎陽不足型視力減退

主要症狀：眼睛外觀無異常，自己感覺視物昏曚不清，晚上視力更差，如果去醫院做眼底檢查，可以發現視網膜水腫，滲出液難以吸收，視神經盤水腫，伴有面色蒼白，全身怕冷，手腳發涼，神疲乏力，夜間小便多，舌體胖，舌苔薄白，脈搏沉而細。治療要用溫補腎陽、養血明目的方法，方劑可以選用右歸丸加減。具體如下：

熟地黃二十克，山藥二十克，山茱萸十克，枸杞子二十克，鹿角膠二十克（烊化），菟絲子二十克，杜仲二十克，當歸十二克，肉桂六克，制附子十克（先煎），麥冬十五克，石斛三十克，淮牛膝十五克。

每天一劑，水煎取六百毫升，分三次於飯前一小時溫服。

也可以用同名的中成藥右歸丸，每天三次，每次一丸，淡鹽開水送服。

除了藥物治療外，視力減退者也可以使用一些食療方法，下面介紹幾個。

參耆石龜烏骨雞湯：西洋參十克，黃耆十五克，石斛十五克，龜甲三十克，烏骨雞一隻，核桃十克，食鹽、薑、蒜、味精各適量。將上述藥物和烏骨雞一塊放入鍋內，加水適量，文火燉約二小時，然後將調料放入鍋內，稍煮就可以了，吃雞肉喝湯。

石蠣參杞貞萸粥：石斛三十克，牡蠣三十克，高麗參十克，枸杞子十五克，淮山藥十五克，山茱萸十克，女貞子十五克，白米一百克。將牡蠣打碎，先煮一小時，再加其他藥物煮半小時，將藥汁濾出，再加水如上法煮取藥汁，將兩次的藥汁合在一起，加入白米煮粥食用即可。

參耆斛杞亮睛湯：西洋參十克，黃耆十五克，石斛十五克，枸杞子十五克，桑葚子十五克，紅棗十克，淮山藥三十克，瘦肉三百克，燉湯喝，每天一次。

貞萸益髓明目湯：西洋參十克，黃耆三十克，決明子十克，山茱萸十克，女貞子十五克，豬肝五十克，豬腿骨（連骨髓）五百克。先將豬骨敲碎，與上五味藥一起加水煮沸，改用文火煮一小時，濾去骨片與藥渣，將豬肝切片後入湯內煮熟，加鹽與少許味精調味，吃肝喝湯。

腎開竅於耳，治療聽力減退要找腎

本文重點

- 腎精虧虛型聽力減退的辨別及治療方法。
- 腎氣陰兩虛型聽力減退的辨別及治療方法。
- 幾款簡單易用的治療聽力減退的食療方。

聽力減退是老年人的常見問題，也是人體衰老的常見表現，衰老是因為腎虛，腎虛會導致聽力減退，腎開竅於耳，《黃帝內經》說「腎和則耳能聞五聲矣」，說明耳朵的聽力是靠腎精維持的。聽力減退有幾種類型，大家可以對照下面我說的辨別方法和治療方法輔助治療。

一、腎精虧虛型聽力減退

主要症狀：聽力逐漸減退，有的人可能伴有耳鳴，如蟬鳴聲，頭暈目眩，失眠多夢，腰膝酸軟，口燥咽乾，夜尿頻多，頭髮脫落，牙齒鬆動，舌質紅舌苔少，脈細弱。

治療要用補腎益精、滋陰潛陽的方法，方劑可以選用耳聾左磁丸加減。具體如下：熟地黃十五克，丹皮十克，山藥十克，山茱萸十克，茯苓十克，澤瀉十五克，淮牛膝十五克，五味子十克，磁石十五克（先煎）。每天一劑，水煎取六百毫升，分三次於飯前一小時溫服。

也可以用同名的中成藥耳聾左磁丸，每天二次，每次一丸，淡鹽開水送服。

二、腎氣陰兩虛型聽力減退

主要症狀：聽力逐漸減退可能伴有耳鳴，既有頭暈目眩、失眠多夢、腰膝酸軟、口燥咽乾、手足心熱等陰虛的表現，也有神疲乏力、自汗怕冷、食慾不振等氣虛的表現，舌質紅舌苔少，脈細弱或細而快。

治療要用補腎滋陰、益氣通竅的方法，方劑可以選用加參耆地黃湯加減。具體如下：人參六克，炙黃耆十五克，白朮十克，炙甘草六克，熟地黃十五克，丹皮十克，山藥十克，山茱萸十克，茯苓十克，澤瀉十五克，淮牛膝十五克，五味子十克。

每天一劑，水煎取六百毫升，分三次於飯前一小時溫服。

也可以用中成藥耳聾左磁丸和人參生脈飲同服。耳聾左磁丸每天二次，每次一丸，淡鹽開水送服；人參生脈飲每天二次，每次一支（十毫升），口服。

除了藥物治療，聽力減退者也可以選用食療方輔助治療。

補腎滋陰三仁粥：核桃十五克，西洋參十克，龍眼肉十五克，生薏仁三十克，枸杞子十五克，白米五十克，共煮成粥，加冰糖適量，早、晚各服一次。

百參茯菊紅棗粥：百合十五克，高麗參十克，茯苓三十克，菊花十克，紅棗十枚，白米一百五十克，精鹽、味精、胡椒粉各適量。將白米、紅棗淘洗乾淨，與上四味一同放入鍋內，加水適量，大火燒開，改用小火煮至粥熟，調入精鹽、味精、胡椒粉即成。早、晚分二次食粥。

核芝骨杞蜜：核桃仁五百克，黑芝麻一百克，補骨脂三百克，枸杞子五百克，機器打粉，蜜調如飴，晨起用黃酒十毫升調服一大匙。不能飲酒者用溫開水調服，忌食羊肉。

核芝參杞桂杏糖水：核桃、黑芝麻各十克，西洋參十克，枸杞子十五克，杏仁十克，加水適量，煮開五分鐘，加冰糖三十克，桂花五克，即可食用。

蜜餞參杞三仁：炒甜杏仁二百五十克，黑芝麻一百克，水煮一小時，加核桃仁二百五十克，收汁，將乾鍋時，加西洋參一百克，枸杞子一百克，蜂蜜五百克，攪勻煮沸即可。

腎藏志，記憶力減退與腎虛直接相關

本文重點

- 為什麼說記憶力減退與腎虛有關？
- 腎氣陰兩虛型記憶力減退的辨別方法及治療方法。
- 腎精虧虛型記憶力減退的辨別方法及治療方法。
- 治療記憶力減退的幾個簡單易用的食療方。

記憶力減退是老年人的常見問題，也是與腎虛直接相關的問題。腎有兩個重要的功能與記憶力相關，即腎主骨生髓通於腦和腎藏志。大家都知道記憶力是腦的功能，腦髓充足則記憶力強，腦髓不足則記憶力減退，而腦髓是由脊髓匯聚而成的，脊髓又是由骨髓匯聚而成的，骨髓又由腎精所化生，即腎精化生骨髓，骨髓通於脊髓，脊髓通於腦髓。腎藏志，志就是記憶力，就是說記憶力是腎的功能。衰老的本質是腎虛，腎虛則腎不能藏志，腎虛則腦髓不足，導致記憶力減退。

記憶力減退，也叫健忘、善忘、喜忘、多忘等，不同類型的記憶力減退的治療方法是不同的，大家可以參考下文辨證治療。

一、腎氣陰兩型記憶力減退

主要症狀：遇事善忘，腰膝酸軟，記憶模糊，失認失算，頭暈耳鳴，手足心熱，心煩失眠，舌質紅舌苔少，脈細而快。

治療要用補腎益氣、滋陰養神的方法，方劑可選用七福飲加減。具體如下：

熟地黃二十克，當歸十五克，西洋參十克，白朮十五克，遠志十克，杏仁十克，天冬十克，麥冬十克，杜仲十五克，淮牛膝十五克，黃柏十克，龜板三十克，炙甘草十克。

每天一劑，水煎取六百毫升，分三次於飯前一小時溫服。

二、腎精虧虛型記憶力減退

主要症狀：遇事善忘，精神恍惚，神疲體倦，失認失算，腰膝酸軟，骨骼軟弱，步履艱難，毛髮脫落，牙齒鬆動，舌質淡舌苔少，脈沉細。

治療要用補腎益髓、填精養神的方法，方劑可選用河車大造丸加減。具體如下：

紫河車十克，熟地黃二十克，天冬十克，麥冬十克，杜仲十五克，鹿茸十五克，淮山藥三十克，黃精十五克，白朮十五克，淮牛膝十五克，黃柏十克，丹參三十克，龜甲十五克（先煎）。

每天一劑，水煎取六百毫升，分三次於飯前一小時溫服。

也可以用同名的中成藥河車大造丸，每次一丸，每天二次，淡鹽開水送服。

除了藥物治療，記憶力減退者也可以選擇一些食療方法輔助治療。

同形八福滋補粥：淨豬腦一百克，淨豬肝一百克，淨豬腎一百克，枸杞子十克，杜仲十五克，黃耆十五克，西洋參十克，陳皮五克，白米二百五十克，將上述九種東西同煮為粥。每天一次，空腹食用。

怡腦參杞百果粥：淮山藥三十克，西洋參十克，枸杞子十五克，百合十克，黃精十五克，腰果仁二十五克，白米二百克，冰糖適量。將上述藥物、食物同放鍋內，加水五百毫升，用文火煮至粥熟即可。每晚睡前一小時溫食。

杜杞養腎護腦粥：生地黃十克，黃精十克，黃耆十五克，杜仲十五克，枸杞子十克，黑芝麻十克，蓮子十五克，白米三十克。先將七味中藥水煎取汁，用藥汁煮白米粥食用。

腦失所養便會引起老年痴呆

本文重點

- 為什麼說老年痴呆是典型的腎虛引起的疾病？
- 如何判斷是不是得了老年痴呆？
- 偏於腎陰虛的老年痴呆如何辨別？如何治療？
- 偏於腎陽虛的老年痴呆如何辨別？如何治療？
- 簡單易用的老年痴呆的穴位治療方法。

老年痴呆，又稱失智症，是指老年人因為各種原因引起的手足麻木、感覺遲鈍、精神呆滯、行動不便、語言不利、哭笑無常等一系列精神行為失常的疾病。在本病的晚期，可能出現不會說話，不會算數，不會走路，不會認人，大小便失禁等嚴重症狀。

老年痴呆是典型的腎虛引起的疾病。衰老的本質是腎虛，腎主骨生髓通於腦。人的精神意識思維活動是大腦的功能，人的精神意識思維活動正常，是因為大腦裡面的腦髓充足，大腦是人體最大的骨性腔體，裡面裝的是腦髓，所以《黃帝內經》將大腦稱為「髓海」。腦髓由脊髓匯聚而成，脊髓由骨髓匯聚而成，骨髓由腎精所化生。隨著年齡增加，腎精逐漸虧虛，骨髓生成減少，髓海空虛，腦失所養，精神意識思維活動障礙，而形成老年痴呆。

老年痴呆主要有以下症狀：

一、智力衰退：迅速衰老，思維遲緩，以自我為中心，情緒失控，注意力不集中，做事馬馬虎虎，記憶力減退呈進行性加重，由偶爾遺忘發展到經常遺忘，由近事遺忘發展成遠事遺忘，幾小時甚至幾分鐘前發生的事情都記不清，最終連自己的姓名、生日、家庭人口都完全遺忘。計算能力障礙、定向障礙、理解能力喪失、判斷能力喪失等，如出門後找不到回家的路線，出廁所後找不到自己的病房等。

二、行為改變：行為最初為幼稚、笨拙，經常做無效勞動，如翻箱倒櫃，亂放東西，忙忙碌碌，不知所為，愛藏廢物。不注意個人衛生。有時出現悖理與妨礙公共秩序的行為，或不知廉恥，或端坐一隅，呆若木雞。嚴重者不能行動，臥床不起，大小便失禁，生活無法自理。

三、情感改變：初起情感較幼稚，呈兒童樣欣快，情緒易激惹。此後表情痴呆，情感遲鈍，或哭笑無常。

四、外貌改變：外貌蒼老，滿頭白髮，老態龍鍾，牙齒脫落，角膜可見年環，軀體彎曲，行走不穩，步態蹣跚，體重減輕，肌肉萎縮，手顫或不自主搖頭等。

五、腎虛的症狀：腰膝酸軟，失眠多夢，頭暈目眩，聽力減退。腎陰虛者兼見兩顴發紅，手足心發熱，口乾，盜汗等；腎陽虛者兼見自汗，神疲乏力，倦怠懶言，手足不溫等。

治療要用滋補肝腎、填精益腦的方法。

偏於腎陰虛者，方劑可選用左歸飲加減，具體是：

熟地黃十五克，山藥十克，山茱萸十克，茯苓十五克，枸杞子十五克，菟絲子十五克，龜板三十克（先煎），鹿角膠十五克（烊化）。

每天一劑，水煎取六百毫升，分三次於飯前一小時溫服。

偏於腎陽虛者，方劑可選用右歸飲加減，具體是：

熟地黃十五克，山藥十克，山茱萸十克，杜仲十五克，枸杞子十五克，淮牛膝十五克，鹿角膠十五克（烊化），龜板膠十五克（烊化），當歸十二克，肉桂六克，制附子十克（先煎）。

每天一劑，水煎取六百毫升，分三次於飯前一小時溫服。

上面說的偏於腎陰虛者和偏於腎陽虛者治療的兩個方劑，大家可以根據症狀特徵，在兩個方子的基礎上，分別加減藥物，加減方法是：若語言不清者，加菖蒲六克，鬱金十五克；大便祕結者，加生何首烏十五克，肉蓯蓉十五克；尿失禁者，加益智仁十五克，桑螵蛸十五克；頭暈眼花者，加川芎十克，白芍十五克；舌質些暗者，加丹參三十克，川芎十克。

穴位治療也是可以嘗試的治療手段。

掐揉三陰交穴：三陰交在小腿內側，內踝尖上三吋（四橫指），脛骨內側緣後方。取穴時正坐，從內踝尖直向上量取四橫指，食指上緣所在的水平線與脛骨後緣的交點就是三陰交。

用兩手拇指指端壓在兩側三陰交穴上，先掐後揉二分鐘，以局部有酸脹感為宜。

掐揉神門穴：用兩拇指端交替掐揉對側的神門穴各一分鐘。神門穴在腕橫紋尺側端，尺側腕屈肌腱的橈側凹陷中。

掐揉足三里穴：正坐屈膝，膝關節呈直角，手掌自然彎曲，掌心正對膝蓋，無名指指端就是足三里。方法同三陰交穴。

掐揉關元穴：人體前正中線上臍下三吋，即臍下四橫指處。方法同三陰交穴。

上述幾個穴位，可以分別使用，也可以靈活搭配使用。

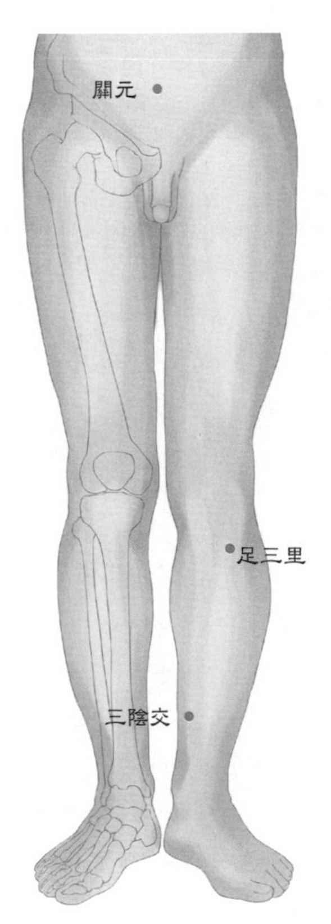

三陰交、神門、足三里、關元

腎主骨，治療骨質疏鬆從補腎入手

本文重點

- 為什麼說骨質疏鬆與腎虛有關？
- 腎精不足型骨質疏鬆的辨別和治療。
- 腎氣陰兩虛型骨質疏鬆的辨別和治療。
- 好學易用的治療骨質疏鬆的食療方。

老年人很容易出現腰背腿疼痛，這種疼痛由脊柱正中向兩邊擴散，臥位或坐位時疼痛減輕，直立、後伸、久站、久坐疼痛會加重，白天疼痛減輕，夜間和清晨醒來時加重，彎腰、肌肉運動、咳嗽、大便用力時疼痛會加重。

老年人身體會縮短，會駝背。

老年人很容易骨折。

老年人還容易出現胸悶、氣短、呼吸困難等。

以上這些症狀都是骨質疏鬆的表現。

什麼是骨質疏鬆呢？骨質疏鬆是以骨量減少、骨的微觀結構退化為特徵的，致使骨的脆性增加以及易於發生骨折的一種全身性骨骼性疾病。這是一九九三年中國香港召開的第四屆國際骨質疏鬆研討會上所下的定義，因為骨質疏鬆的人很多，便將每年的十月二十日定為「國際骨質疏鬆日」。

腎為先天之本，主藏精，主骨生髓。年老腎虛，腎精不足，不能化生骨髓以營養骨骼，就會出現骨骼疼痛並容易發生骨折。疼痛的發生有兩種機理，一種叫「不通則痛」，就是經脈被阻滯，氣血不通暢，比如說因為外傷，瘀血阻滯導致的疼痛就屬於這種類型；一種叫「不營則痛」，是因身體的組織器官得不到足夠的營養而發生的疼痛，骨質疏鬆導致的疼痛就是屬於這種類型。骨折是因為骨的韌性減退，脆性增加。老年人身體縮短和駝背，是因為脊椎椎體前部幾乎都是疏鬆骨組織，而椎體前部是身體的支點，負重量大，容易壓縮變形，使脊椎前傾，背屈加重，形成駝背，如果整個椎體因為骨質疏鬆壓縮變薄，身體就會縮短。老年人出現胸悶、氣短、呼吸困難的原因是胸椎、腰椎壓縮變形，脊椎後彎，胸廓變形，使肺活量和最大換氣量顯著減少而引起的，所以中醫認為腎還有主納氣的功能，老年人的呼吸障礙就是腎虛不能納氣的原因。

骨質疏鬆有兩種常見證型。

一、腎精不足型骨質疏鬆

主要症狀：周身骨骼疼痛，骨骼變形，腰膝酸軟，筋脈拘急，形體消瘦，面容憔悴，步態蹣跚，反應遲鈍，老態明顯，頭髮脫落，牙齒鬆動脫落，耳鳴耳聾，記憶力減退，舌質淡紅，舌苔薄白，脈搏沉細。

治療要有補腎填精、強筋壯骨的方法，方劑可選用左歸丸合虎潛丸加減。具體如下：

熟地黃二十克，山藥二十克，山茱萸十克，枸杞子二十克，鹿角膠十五克（烊化），菟絲子二十克，龜板三十克（先煎），白芍十五克，鎖陽十五克，知母十克，黃柏十克，淮牛膝十五克，陳皮十克，乾薑十克。

每天一劑，水煎取六百毫升，分三次於飯前一小時溫服。

二、腎氣陰兩虛型骨質疏鬆

主要症狀：腰背四肢關節疼痛，四肢無力，肌肉萎縮，發病晝輕夜重，骨骼變形，活動不利，面色蒼白，口淡無味，自汗，面浮肢腫，夜尿增多，少氣懶言，腸鳴腹痛，便溏，舌體胖大，舌質淡嫩，舌苔白或水滑，脈沉弦或慢而細。

治療要用益氣養陰、補骨壯骨的方法，方劑可選用右歸飲合生脈飲加減，具體如下：

熟地黃十五克，山藥十克，山茱萸十克，杜仲十五克，枸杞子十五克，淮牛膝十五克，鹿角膠十五克（烊化），當歸十二克，肉桂六克，制附子十克（先煎），西洋參十克，乾薑十克，炙甘草十克。

每天一劑，水煎取六百毫升，分三次於飯前一小時溫服。

除了藥物治療外，骨質疏鬆者也可以選用食療方。

生地杞耆烏骨雞湯：烏骨雞一隻，生地黃二十五克，枸杞子五克，黃耆五十克，飴糖（麥芽糖）

適量。將烏骨雞去毛及內臟，洗淨，生地黃、枸杞、黃耆及飴糖和勻後置於雞腹中，縫合切口，入鍋中燉二小時，熟爛即成，食肉飲湯。

豬骨杞耆豆湯：豬脊髓一千克，黃豆、黑豆各一百克，枸杞子三十克，黃耆三十克。文火燒爛，薑、鹽、蒜調味，即可食用。

羊骨蓉菟參粥：羊脊髓一千克，肉蓯蓉三十克，菟絲子三十克，西洋參十五克。羊脊髓洗淨，打碎，與肉蓯蓉、西洋參、菟絲子共用水煎取汁，去渣，加入白米適量煮粥，薑、鹽、蒜調味，可經常食用。

桑葚枸杞牛骨湯：桑葚五十克，枸杞五十克，牛骨五百克。將桑葚、枸杞子洗淨，加黃酒、白糖少許蒸製。另將牛骨置深鍋中，水煮，開鍋後撇去上面浮油沫，加薑蔥再煮。若牛骨發白，表明牛骨的鈣、磷、骨膠等已溶解到湯中，隨即撈出牛骨，加入已經蒸製的桑葚、枸杞子，開鍋後再去浮沫，調味後即可飲用。

鐵肩擔道義，妙手治肩痛

本文重點

- 為什麼說肩痛的根本原因是腎虛？
- 肩痛的主要症狀有哪些？
- 治療肩痛的方劑和中成藥。
- 治療肩痛的藥液熏洗方法。
- 治療肩痛的藥棒叩擊方法。
- 治療肩痛的食療方法。

肩痛是影響老年人生活質量的常見疾病，是由於肩關節退行性病變而引起的以肩關節疼痛和活動障礙為特徵的一種病症。老年人的肩痛，也叫肩痺、五十肩、老年肩、肩凝證等。如果病久失治，晚期可能導致肩部肌肉萎縮和肩關節功能完全喪失，此時被稱為老年凍結肩。老年人的肩痛是伴隨著衰老出現的疾病，其根本原因是腎虛。腎為先天之本，主生長發育，主骨，主宰整個生命過程，衰老的本質是腎虛。

主要症狀：以一側或雙側肩關節疼痛、活動障礙為主症。疾病早期以疼痛為主，疼痛的性質多樣，有的為脹痛，有的為刺痛，有的為劇烈疼痛，有的為隱隱作痛，有的為酸痛，有的為冷痛，有的為灼熱痛，有的疼痛位置固定，有的疼痛位置不固定。一般白天疼痛較輕，晚上疼痛較重，影響睡眠。活動時或者活動後疼痛加重。進而出現肩關節活動障礙，常常不能洗臉、梳頭、插衣服口袋，甚至穿衣服都有困難。疾病的晚期疼痛不明顯或消失，但是，肩關節形同凍結，凝結不動。少數病人有反覆發作的病史。體格檢查肩關節有廣泛的壓痛，肩關節主動或被動上舉、後伸、外展、內收、內旋、外旋等活動均受限制，晚期肩部肌肉會萎縮。

治療要用補益肝腎、通痺止痛的方法，方劑可選用獨活寄生湯加減，具體如下：

獨活十克，桑寄生十五克，杜仲十五克，淮牛膝十五克，細辛三克，秦艽十五克，茯苓十五克，防風十克，川芎十克，當歸十二克，白芍十五克，熟地黃十五克，制川烏十克（先煎），桃仁十克，紅花十克，五加皮十五克，木瓜十五克，白花蛇六克，地龍十五克。每天一劑，水煎取六百毫升，分三次於飯前一小時溫服。

也可服用同名的中成藥獨活寄生丸，每天三次，每次六克，淡鹽開水送服。

除了服用中藥，以下幾種方法也可以使用：

藥液熏洗：防風、威靈仙、桂枝、紅花、小茴香各十克，川牛膝、秦艽、羌活、獨活各十五克，艾葉三十克，細辛三克，加水三升，煎三十分鐘後趁熱先熏後洗，每次二十分鐘，每天二次。

藥棒叩擊：用川烏、草烏、細辛、紅花、當歸、赤芍各十五克，黃酒浸泡七天後，用木棒蘸藥液叩擊肩關節及其周圍，疼痛明顯的地方，每個點叩擊二十次，每天一次。

食療：牛肉一千五百克，砂仁五克，陳皮五克，生薑三十克，桂皮五克，胡椒十克，蔥、鹽適量，先加水燒開，後用小火慢煮，待牛肉熟後，切片食用。

腰是腎之府，治療腰痛要找腎

本文重點

- 為什麼說腰痛的最主要原因是腎虛？
- 腎陽虛寒濕型腰痛的辨別及治療方法。
- 腎氣陰兩虛型腰痛的辨別及治療方法。
- 能夠治療腰痛的幾個穴位。
- 好學易用的治療腰痛的食療方。

腰痛是常見的病症，老年人則更為多見。腰痛種類繁多，原因複雜，但可以肯定的是，腰痛都是和腎虛有關的。《黃帝內經》說：「腰者，腎之府，轉搖不能，腎將憊矣。」腰是腎居住的地方，凡是腰的問題，都跟腎有關係。老百姓管腎叫「腰子」，也說明了腎和腰的密切關係。腰痛和腎虛的另一層關係是，腎主骨，老年人的腰痛大多數與腰椎的病變有關，隨著年齡的增長，身體會逐漸衰老，衰老的本質是腎虛，腎虛則化生的骨髓減少，骨骼得不到足夠的營養，失去了正常的功能，就會出現疼痛，腰椎失去了正常的功能，就會出現腰痛。

腎虛是腰痛的最重要原因，在臨床上還有一種常見的原因是瘀血，比如說腰部受了外傷也可能引起腰痛，這種腰痛的主要原因就是瘀血阻滯，不通則痛。從疼痛的性質來區分，腎虛腰痛為酸痛、空痛，瘀血腰痛為刺痛、脹痛；腎虛腰痛是活動加重，靜止減輕；瘀血腰痛則正好與此相反，靜止加重，活動減輕。

腎虛腰痛有兩個常見證型，下面簡單介紹：

一、腎陽虛寒濕型腰痛

主要症狀：腰部冷痛沉重，轉動不利，陰雨天加重，全身怕冷，四肢不溫，舌質淡，舌苔白膩，脈沉。

治療要用補腎散寒、溫通經絡的方法，方劑可以選用右歸丸合甘薑苓朮湯加減。具體如下：

制附子十克（先煎），肉桂六克，杜仲十五克，枸杞子十五克，獨活十五克，狗脊二十克，淮牛膝十五克，鹿茸粉六克（沖服），乾薑十五克，炙甘草十克，白朮十克，茯苓十五克。

每天一劑，水煎取六百毫升，分三次於飯前一小時溫服。

二、腎氣陰兩虛型腰痛

主要症狀：腰酸軟疼痛，喜揉按，下肢無力，勞累加重，靜臥減輕，常反覆發作，疲勞，手足心發熱，舌質紅舌苔少，脈沉細或細而快。

治療要用益氣養陰、壯腰健腎的方法，方劑可以選用參耆地黃湯加減。具體如下：

西洋參六克，炙黃耆十五克，生地黃十五克，丹皮十克，山藥十克，山萸肉十克，茯苓十五克，澤瀉十五克，桑寄生十五克，丹參三十克，杜仲十五克，獨活十克，淮牛膝十五克。每天一劑，水煎取六百毫升，分三次於飯前一小時溫服。

除了藥物治療，腰痛患者也可以嘗試穴位治療。

命門穴：在人體後正中線上與肚臍相對處。命門，就是生命之門。生命活動要靠命門之火的激發、推動和維持，是補腎的常用穴位。也是常用的強壯、保健要穴。

腎俞穴：在命門穴旁開一點五吋處（食指和中指兩個橫指的距離），左右各一，共兩穴。在中醫學裡有一個概念，就是背俞穴。每一個臟腑都有一個背俞穴，凡是臟腑虛弱，需要補養的就要用背俞穴。腎俞穴的主要功效就是補益腎氣，所以腎俞是補腎最重要的穴位。

委中穴：在膝蓋後膕窩正中有一條橫紋叫「膕橫紋」，委中穴在膕橫紋的正中，左右各一，共兩穴。委中穴是四大總穴之一，是治療腰痛的專用穴位。

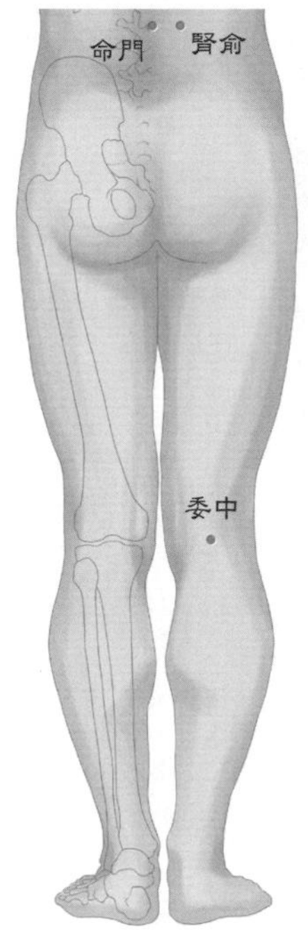

命門、腎俞、委中

上述幾個穴位，可以單個使用，也可以靈活搭配使用。每天每個穴位按摩或者灸二十分鐘便可。

再提供幾個食療方。

杜杞煲豬腰：杜仲三十克，枸杞子三十克，洗淨豬腰二個，加適量水及薑、蒜、鹽共煲湯。

核韭炒腰花：核桃仁三十克，韭菜一百克，豬腎一只。核桃仁、韭菜洗淨，剖碎；豬腎洗淨，剖開，開水浸泡二小時，去浮沫。起油鍋，核桃仁、韭菜、豬腎同炒，加黃酒、薑、鹽、蔥調味後食用。

羊肉芡杜參杞湯：羊腿肉二百五十克，杜仲三十克，枸杞子三十克，西洋參十五克，芡實五十克。羊腿肉洗淨，切成小塊，開水浸泡一小時，去浮沫，置鍋中，加清水五百毫升，急火煮開三分鐘，加枸杞子、杜仲、西洋參、芡實，改文火煲五十分鐘，加黃酒、蔥、薑、食鹽、味精調味，分次食用。

關愛老人，巧治老年性膝關節骨痺

本文重點

- 為什麼說老年性膝關節骨痺與腎虛有關？
- 肝腎虛損型老年性膝關節骨痺的辨別方法及治療方法。
- 脾腎陽虛型老年性膝關節骨痺的辨別方法及治療方法。
- 治療老年性膝關節骨痺的藥物熏洗法。

老年性膝關節骨痺是指膝關節處的筋骨受損而引起的一種痺證，是老年人最常見的骨痺之一，也是老年人最常見的病證之一。

膝關節酸重無力，患者步行、特別是上樓時有腿軟現象，膝關節活動時可聽到摩擦聲。

膝關節僵硬疼痛，這種僵硬疼痛往往在承重，或從一個姿勢轉變成另一個姿勢時突出。比如清晨起床，或久坐站立時最為明顯和嚴重，有的患者大便後常常不能站起；久坐之後行走，有的患者需跛行一段後才能緩解，過度的活動又會使疼痛加重。局部可有輕度壓痛，有的固定，有的不固定，疼痛的地方喜歡暖和，不喜歡寒冷。

膝關節腫脹，有的病人後期會見到膝關節腫大，有的會出現腫脹。膝關節腫大是因為骨性粗大所致，有的患者肌肉萎縮，膝關節相對就顯得更加粗大；腫脹是因為關節腔積液引起的。

老年性膝關節骨痺可以分為兩個證型進行治療。下面簡單進行介紹：

一、肝腎虛損型老年性膝關節骨痺

主要症狀：膝關節酸軟無力疼痛，病程久，長期反覆發作，疼痛多為持續性，靜止後再活動疼痛加劇，有時因腿軟而發生跌倒，稍微活動後疼痛可減輕，但在一段時間內難以消失，膝關節僵硬現象明顯，受涼或疲勞會使疼痛明顯加重。上樓梯或爬坡十分困難，膝關節活動時有摩擦音，痛處固定，多數患者伴有腰部酸軟無力，頭暈疲乏，小腿肌肉有痙攣現象，膝關節喜歡揉按。舌質淡嫩，舌苔白，脈弱無力，兩手無名指下的尺脈尤其沉細無力。

治療需要用補益肝腎、強筋壯骨、通絡止痛的方法，方劑可以選用三氣飲加減。具體如下：

當歸十二克，枸杞十五克，杜仲十五克，熟地黃十五克，淮牛膝十五克，白芍十五克，補骨脂十五克，鹿銜草三十克，續斷十五克，桑寄生十五克，乳香十克，沒藥十克，蜈蚣六克，土鱉十五克。

每天一劑，水煎取六百毫升，分三次於飯前一小時溫服。

二、脾腎陽虛型老年性膝關節骨痺

主要症狀：膝關節沉重、腫脹、疼痛，病程久，長期反覆發作，膝關節有明顯怕冷現象，甚至整個膝蓋以下冰冷，膝關節腫大，下肢踝部甚至整個小腿水腫，按之凹陷，食慾不振，面色萎黃，神疲乏力，大便不成形，舌質淡胖有齒痕，舌苔白膩或白滑，脈沉細，尺脈尤其明顯。

治療需要用溫腎扶陽、健脾養血的方法，方劑可以選用白朮附子湯加減。具體如下：

白朮十克，制附子十克，桂枝十克，當歸十二克，白芍十五克，炙黃耆十五克，炙甘草六克，杜仲十五克，寄生十五克，補骨脂十五克，麻黃六克，杏仁十克，炒薏仁十五克，川烏十克，草烏十克，黨參十五克，茯苓十五克，芡實十五克。

每天一劑，水煎取六百毫升，分三次於飯前一小時溫服。

也可以用藥物熏洗敷法治療：將內服藥物的藥渣裝入布袋內，水煎三十分鐘。先熏、後洗，然後取出藥袋敷於膝部疼痛的部位，敷至不熱。加熱後可重複使用，每天二次。

第八章 小兒的腎虛

五遲、五軟的居家輔助治療方法。
雞胸、龜背的預防及治療。

遠離五遲、五軟

本文重點

- 什麼是五遲、五軟？
- 治療小兒五遲、五軟的方劑和中成藥。
- 父母如何儘量避免造成小兒五遲、五軟？

五遲是指立遲、行遲、語遲、髮遲、齒遲；五軟是指頭項軟、口軟、手軟、足軟、肌肉軟。

小兒一歲可以站立，一歲半會走路，如果二～三歲還不能站立、行走，為立遲、行遲；生下來就沒有頭髮或頭髮很少，隨著年齡增長頭髮仍然稀疏難長，為髮遲；小兒出生後五～十個月開始長乳牙，二十～三十個月出齊二十顆乳牙，六～七歲開始換恆齒，十二～十五歲長滿二十八顆恆齒，牙齒屆時未出或出不齊者為齒遲；一～二歲還不會說話為語遲。

小兒週歲前後頭項軟弱下垂，無力抬頭者為頭項軟；口軟唇薄，咀嚼無力，常流清涎者為口軟；

手軟下垂，不能握舉者為手軟；二～三歲還不能站立、行走為足軟；肌肉鬆軟無力者為肌肉軟。

五遲、五軟是小兒生長發育障礙，也是典型的腎虛病症。因為腎主生長發育，人的正常生長發育過程是由腎主宰的。腎虛影響生長發育過程，在小兒表現為五遲、五軟。小兒腎虛的原因主要是先天不足，就是父母的身體虛弱，在腎虛的時候懷孕，或者是懷孕後生病、吃藥等損傷了胎兒，或者是早產、難產傷及胎兒等，導致小兒先天腎虛。也有因出生後大病、或餵養不當，營養失調而傷腎的。

小兒五遲、五軟的治法以補腎為主，方劑可以選用六味地黃湯加味，具體的藥物及劑量如下：

熟地黃十克，山茱萸六克，山藥六克，澤瀉六克，丹皮六克，茯苓六克，鹿茸粉三克（沖服），五加皮十克。

每天一劑，水煎取三百毫升，分三次於飯前一小時溫服。

加減方法：齒遲突出者，加紫河車六克，制何首烏六克，生龍骨十克（先煎），生牡蠣十克（先煎）；立遲、行遲明顯者，加淮牛膝六克，杜仲六克，桑寄生六克；頭項軟突出者，加枸杞子六克，菟絲子六克，巴戟天六克，葛根六克。

通過服湯藥病情緩解，或者較輕的患者，也可以用中成藥調理，常用的中成藥有：

金剛丸，每次三克，每天三次，淡鹽水送服。

歸腎丸，每次三克，每天三次，淡鹽水送服。

五遲、五軟的原因有先天和後天兩種。先天因素主要是父母的原因，結婚前要做婚前檢查，懷孕前要做孕前體檢，要保持良好的身體狀態，在身體健康，腎氣充盛的時候懷孕，懷孕期間要做孕期體檢，生產前要做產前檢查，懷孕期間保證充足而合理的營養，保持心情愉快，儘量少用藥物，儘量避免噪音、空氣、電磁等汙染。孩子出生後，應儘量母乳餵養，及時添加輔食，保證足夠的營養；按時接種各種疫苗，預防傳染病的發生；積極治療各種疾病，保持良好的體質狀態。

遠離雞胸、龜背

本文重點

- 為什麼雞胸、龜背的主要原因是腎虛？
- 治療雞胸、龜背的方劑和中成藥。
- 預防兒童雞胸、龜背，父母要注意什麼？

雞胸，即胸骨突出，像雞的胸一樣；龜背，即脊柱後突，像烏龜的背一樣。顯然，這是一種描述形象的疾病命名方式。

雞胸、龜背是嬰幼兒時期一種慢性營養缺乏性疾病，屬於西醫學的佝僂病範疇。除了典型的雞胸、龜背特徵以外，還可以見到頭顱方大，肋骨串珠，肋骨邊緣外翻，下肢彎曲，肌肉鬆弛，腹部膨隆如蛙腹，囟門遲閉，多汗，夜啼，煩躁，枕禿等。

雞胸、龜背好發於冬春季節，多見於三歲以下兒童，尤以六～十二個月的嬰兒發病率為高。

雞胸、龜背影響的主要是骨骼和生長發育，而腎主骨、主生長發育，所以雞胸、龜背的主要原因是腎虛。

雞胸、龜背的治療以補腎填精為主，方劑可以用補天大造丸加減。具體如下：

紫河車粉二克（沖服），人參三克，炙黃耆六克，白朮三克，茯苓五克，山藥六克，鹿角膠三克（烊化），枸杞子六克，當歸三克，熟地黃六克，白芍五克，龜板十克，酸棗仁三克，遠志三克。

每天一劑，水煎取三百毫升，分三次於飯前一小時溫服。

也可以選用以下中成藥：

補天大造丸，每天三次，每次三克，淡鹽水送服。

龜百牡骨沖劑，每天三次，每次半袋，溫開水沖服。

龍牡壯骨沖劑，每天二次，每次一袋，溫開水沖服。

預防雞胸、龜背需要注意以下方面：

孕婦保健是預防雞胸、龜背的重要措施。孕婦應有適當的戶外活動，多晒太陽，注意營養。如果妊娠中期有手中麻木的感覺，應適當口服維生素D與鈣質。

小兒應經常直接照射日光。一般從出生後二個月開始，應適當晒太陽。

應儘量母乳餵養，及時添加輔食，注意補鈣。

腎不虛，人自好：
肖相如醫師要你知道的64個護腎祕訣

作　　者	肖相如
發 行 人	林敬彬
主　　編	楊安瑜
副 主 編	黃谷光
助理編輯	杜耘希
內頁編排	杜耘希
封面設計	高鍾琪
編輯協力	陳于雯、曾國堯
出　　版	大都會文化事業有限公司
發　　行	大都會文化事業有限公司

11051台北市信義區基隆路一段432號4樓之9
讀者服務專線：(02)27235216
讀者服務傳真：(02)27235220
電子郵件信箱：metro@ms21.hinet.net
網　　　址：www.metrobook.com.tw

郵政劃撥	14050529 大都會文化事業有限公司
出版日期	2016年11月初版一刷
定　　價	350元
I S B N	978-986-5719-89-0
書　　號	Health+96

◎本書由中國輕工業出版社授權繁體字版之出版發行。
◎本書如有缺頁、破損、裝訂錯誤，請寄回本公司更換

Cover Photography: Shutterstock / 287361548

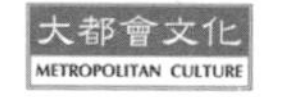

國家圖書館出版品預行編目（CIP）資料

腎不虛，人自好：肖相如醫師要你知道的64個護腎祕訣／肖相如 著. -- 初版. -- 臺北市：大都會文化，2016.11
256面 ; 17×23公分
ISBN 978-986-5719-89-0（平裝）

1.中醫 2.腎臟 3.養生

413.345　　105019746